W0401254

BASTEI
LÜBBE

Über die Autorin

Barbara war zwölf, als ihr die schreckliche Diagnose »Morbus Hodgkin« gestellt wurde. Dieses Buch ist die ergreifende Geschichte ihrer Heilung, die die heute Vierzehnjährige so mutig und so selbstbewusst erlebt hat.

Barbara Dussler

Und Engel gibt es doch

Eine 12-Jährige besiegt
den Krebs – mit Mut
und einem starken Helfer

Aufgezeichnet von
Ursula Mensah

BASTEI
LÜBBE

BASTEI LÜBBE TASCHENBUCH
Band 61549

1. Auflage: August 2004

Dieses Buch beruht auf Tatsachen. Dennoch wurden zum Schutz der Persönlichkeitsrechte einige Namen geändert.

DANKSAGUNG
Wir danken Professor Dr. Klaus-Michael Debatin und Oberarzt Dr. Carl Classen von der Universitäts-Kinderklinik Ulm für die fachliche Unterstützung und Beratung bei der medizinischen Recherche.

Bastei Lübbe Taschenbücher ist ein Imprint der Verlagsgruppe Lübbe

Originalausgabe

Copyright © 2004 by Verlagsgruppe Lübbe GmbH & Co. KG, Bergisch Gladbach
Lektorat: Susanne Haffner
Titelbild: Familienarchiv
Einbandgestaltung: Bianca Sebastian
Satz: Textverarbeitung Garbe, Köln
Druck und Verarbeitung: Ebner & Spiegel, Ulm
Printed in Germany
ISBN 3-404-61549-2

Sie finden uns im Internet unter
www.luebbe.de

Der Preis dieses Bandes versteht sich einschließlich der gesetzlichen Mehrwertsteuer

JUNI 2002

Mittwoch, 12. Juni 2002

Barbara

Schon wieder!

Mitten in der Nacht wache ich schlagartig auf. Ich drehe meinen Kopf vorsichtig nach links, um von meinem kleinen Reisewecker auf dem Nachttischchen die Uhrzeit abzulesen. 03:12 zeigen die Leuchtziffern an. Die kleine Bewegung in Richtung Uhr hat meine Befürchtungen bestätigt. Ich bin mal wieder völlig durchgeschwitzt. Strähnen meiner langen Haare kleben mir unangenehm im Gesicht. Ich lausche in die Dunkelheit. Es ist still. Bis auf das gleichmäßige Atmen meiner drei Freundinnen, mit denen ich mir im Internat das Zimmer teile.

Leise schäle ich mich aus der Decke, steige aus meinem Bett, öffne vorsichtig die Tür und tapse den langen Flur entlang in Richtung Toilette. Bloß niemanden wecken! Nur keine Fragen beantworten müssen! Es kostet mich schon tagsüber all meine Kraft, nicht aufzufallen. Nicht krank zu wirken. Ich bin ja auch nicht krank, nur müde, schlapp und so ganz ohne Antrieb. Und das schon seit Wochen. Außerdem nehme ich ab, obwohl ich Essen verschlinge wie ein ausgehungerter Holzfäller. Irgendetwas stimmt nicht mit mir. Aber meine Angst vor Ärzten, insbesondere vor Spritzen jeder Art lässt mich schweigen und die Rebellion meines Körpers unterdrücken. Außerdem will ich meiner Mama keine Sorgen bereiten.

»Das geht vorbei!« Meine Beschwörungsformel, mit der ich mir Mut mache. Jeden Tag. Ich will und werde nicht akzeptieren, dass es mir jeden Tag schlechter geht.

Anfang Mai hatte ich einen Magen-Darm-Infekt. Nach einer Woche auf der Krankenstation wurde ich als gesund entlassen, doch seither ist sie da: Die bleierne Müdigkeit, verbunden mit einer undefinierbaren Angst, die ich mir nicht eingestehen will. Sie hält mich gefangen, egal, wie wild entschlossen ich dagegen ankämpfe. Still, leise und vor allem unauffällig.

Wäre da nicht dieser trockene, schmerzhafte Husten, der mich nun auch schon seit Wochen plagt und der mich und meine Zimmergenossinnen nervt. In letzter Zeit artet dieser Husten manchmal in Kotzanfälle aus. Jedes Mal habe ich dann Angst, es nicht mehr in einen abgeschiedenen Winkel der Schule oder des Internats zu schaffen. Ich will nicht zum Arzt geschickt werden. Ich tue alles, damit niemandem auffällt, wie beschissen es mir geht.

Jetzt habe ich nicht einmal mehr nachts Ruhe. Mein rosa-grau gestreifter Lieblingsschlafanzug klebt an mir, als hätte ich in ihm geduscht. Mir ist kalt. Was ist das nur? Seit Tagen – oder ist es bereits länger? – wache ich jede Nacht in diesem Zustand auf: Haut und Haare schweißnass, triefender Schlafanzug. Laken, Bettdecke und Matratze, durchtränkt von meinem Schweiß.

Zitternd, mit aufeinanderklappernden Zähnen, schlurfe ich zurück in mein Zimmer. Ich will in mein Bett. Und wie jede Nacht bin ich zu müde, um mich vor diesem Bett zu ekeln. Zu müde, um mich an dem nassen Schlafanzug zu stören. Benommen schlüpfe ich zwischen meine klammen Laken und schlafe sofort wieder ein.

Donnerstag, 13. Juni 2002

Barbara

»Guten Morgen! Es ist sieben Uhr! Aufstehen, Mädels!« Schwester Ittas Stimme reißt mich aus dem Tiefschlaf. Sie ist meine Lieblings-Erzieherin und sie hat diese Woche Weckdienst. Ich fühle mich wie gerädert. Es kann doch nicht schon wieder Tag sein!

Helena, Iris und Marie fangen an zu schnattern, sobald Schwester Itta unsere Zimmertür wieder zugezogen hat. Früher hat mich das nie genervt, da war ich die erste, die aus dem Bett gesprungen ist. Voller Freude auf einen neuen Tag mit all meinen Freundinnen.

Erst seit September letzten Jahres bin ich auf eigenen Wunsch im Internat. Als Einzelkind habe ich es mir immer toll vorgestellt, keine Verabredungen mit Freundinnen mehr treffen zu müssen, sondern sie täglich um mich zu haben. Bis vor etwa zwei Monaten habe ich jeden Tag hier genossen. Heute jedoch, wie in letzter Zeit so oft, wünsche ich mir nur, allein zu sein.

Ich bleibe liegen und warte, bis meine Zimmergenossinnen auf dem Gang Richtung Badezimmer verschwunden sind. Jetzt muss alles schnell gehen. Ich stehe auf, reiße mir den nassen Schlafanzug vom Leib und stopfe ihn unter mein klammes Kissen. Dann mache ich sofort mein Bett. Niemand soll sehen, oder gar riechen, wie es unter meiner Decke aussieht.

Beim Frühstück stopfe ich drei Brötchen in mich hinein. Die Erzieherinnen wachen über mein Essverhalten mit Argusaugen, seit mein Papa vor ein paar Wochen die ganze Erzieherschar beschuldigt hat, ihre »Aufsichtspflicht« an mir zu vernachlässigen. Nur weil ich ein bisschen abgenommen habe, seit er mich das letzte Mal gesehen hat. Auch Mama hat er verrückt gemacht mit der Behauptung, ich wäre magersüchtig. Ich, die ich schon immer gern und viel gegessen habe. Okay, ich habe abgenommen, aber schließlich bin ich in der Wachstumsphase, ich habe seit kurzem eine Zahnspange, und bei meinem Magen-Darm-Infekt habe ich auch fast eine Woche nichts bei mir behalten. Ist doch klar, dass ich bei all diesen Umständen nicht zunehmen kann. Es gibt genug vernünftige Erklärungen, ohne dass ich auch noch meine mega-peinlichen Hustenanfälle, bei denen ich mich übergebe, ausposaunen muss. Also mampfe ich tapfer weiter, obwohl ich nach meinen üblichen zwei Brötchen schon gut satt bin.

Die ersten beiden Stunden in der Schule überstehe ich gut. Zweimal kann ich einen Hustenanfall durch leises Hüsteln unterdrücken und nur einmal muss ich raus aufs Klo zum Aushusten. Ich kann nicht in der Klasse bleiben, da sich mein Körper dabei so verkrampft, dass ich in die Knie gezwungen werde. Außerdem würde das den Unterricht zu sehr stören und ich weiß nie, ob ich am Ende brechen muss oder nicht. Diesmal behalte ich mein Frühstück.

In der Pause stehle ich mich davon und hetze zurück in mein Zimmer. Ich muss aufpassen, dass mich keine Erzieherin sieht. Geschafft! In wilder Eile reiße ich unser großes Fenster auf und hänge meine verschwitzte Bettdecke und das Kissen an die frische Luft, in der Hoffnung, dass sie bis zum Mittagessen trocknen. Schade, dass ich die Matratze nicht aus dem Fenster hängen kann. Die ist nämlich auch nass, und ich spüre das jeden Abend, wenn ich mich wieder ins Bett lege.

Schlafanzug und Bettwäsche wechseln ist nicht drin. Das mache ich weiterhin nur einmal wöchentlich, wie im Internat üblich. Ich nehme alles in Kauf. Beseelt – oder sollte ich sagen, besessen – von dem Gedanken: »Nur nicht auffallen! Nur nicht krank sein!«

»Wo warst du denn?« empfängt mich Marie, als ich zurück auf den Schulhof schleiche. Sie ist die Liebe und Fürsorgliche in unserem Kleeblatt von Freundinnen, mit denen ich mir ein Vierbettzimmer im Internat teile. »Auf'm Klo!«, knurre ich unfreundlich. Ich habe jetzt keine Kraft für erklärende Lügen, und wenn ich mich darauf einlasse, wird sie mich löchern und weiter in mich dringen. Es tut mir Leid, sie so anzublaffen, das ist so gar nicht meine Art. Dementsprechend erschrocken sieht mich Marie an. Mit schlechtem Gewissen wende ich mich der obercoolen und leicht arroganten Helena zu, die auch mit mir das Zimmer teilt und die viel zu oberflächlich ist, sich um andere zu sorgen. Trotzdem bewundere ich sie, bete sie an und bin unendlich stolz darauf, dieses hübsche Mädchen aus Mexiko, das nur dieses Jahr als Austausch-Schülerin bei uns ist, zu meinem engsten Freundeskreis im Internat zählen zu dürfen. »Helena, wollen wir uns nach der Schule ›Tanz der Vampire‹ anhören und ein bisschen dazu tanzen?«, versuche ich von meinem Verschwinden abzulenken. Helena denkt betont gelangweilt nach. Gebannt hänge ich an ihren Lippen. Wird sie ja sagen?

Seit Mama mit mir zu Ostern in Stuttgart in dem Musical »Tanz der Vampire« war, ist die CD auf unserer Etage zum Kult geworden. Ich habe sie so oft und so laut gespielt, dass die anderen Mädchen gar nicht anders konnten, als sich von meiner Begeisterung anstecken zu lassen.

»Na, komm schon, Helena«, unterstützt mich Iris, unsere Sportskanone. Sie ist immer dabei, wenn Bewegung angesagt ist. Helena hat es mal wieder geschafft. Die Entscheidung liegt bei ihr, sie steht im Mittelpunkt und alles richtet sich nach ihrer Laune. Mit hoch gezogenen Augenbrauen starrt sie noch kurz an uns vorbei, dann stimmt sie mit einem gnädigen Kopfnicken zu. Iris und ich springen in die Luft vor Freude. Unser Übermut ist wie üblich ansteckend, sodass Helena und Marie auch lachen müssen. Als die Klingel das Ende der Pause einläutet, marschieren wir gut gelaunt und untergehakt zurück in die Schule.

Die Strafe für meinen Übermut folgt noch auf dem Gang. Ich spüre den nächsten Hustenanfall kommen und flüchte auf die Toilette. Zum Glück ist sie so kurz vor Beginn der nächsten Stunde leer. Diesmal schaffe ich es nicht, den Anfall abzublocken. Mein Frühstück landet im Ausguss des Waschbeckens, an dem ich mich, um Halt bemüht, festklammere. Gott, wie peinlich! Wenn jetzt jemand hereinkommen würde! Schnell wische ich mit den Papierhandtüchern das Becken sauber und spüle alles in der Toilette runter. Verzweifelt suche ich in meinen Hosentaschen nach einem Kaugummi. Ich finde noch einen halben. Erleichterung! Das reicht, um nicht mit Muru (Mundgeruch) in der Klasse sitzen zu müssen. Noch schnell die Hände waschen und ab in die Klasse, bevor der Lehrer kommt!

Bei meinem ersten Hustenanfall, der mit Erbrechen endete, saß ich danach im Unterricht und wagte kaum zu atmen. Aus Angst, meine Nachbarinnen vor oder neben mir könnten den säuerlichen Geschmack in meinem Mund riechen, der mit Mundausspülen allein nicht weggeht. Seither trage ich immer Pfefferminzbonbons oder extra starken Mint-Kaugummi bei mir.

Es ist heiß im Klassenraum. Ich merke, wie mein Kopf schwerer wird. Er fühlt sich plötzlich wieder an, als hätte ich nur Watte drin. Watte, die das Scharren der Füße, Flüstern und Hüsteln meiner Schulkolleginnen verschleiert und die Stimme des Lehrers in den Hintergrund schiebt, sodass es sich anhört, als spräche er aus einem anderen Raum zu uns. Ich versuche verzweifelt mich zu konzentrieren, aufzupassen und mitzuschreiben. Aber wenn ich meine Augen auf mein Heft senke, fallen sie sofort zu. »Reiß dich zusammen, Babsi!«, beschwöre ich mich lautlos und rutsche auf meinem Stuhl hin und her. Vielleicht hilft mir ein bisschen Bewegung beim Wachbleiben. Irgendwie kriege ich auch diesen Vormittag rum.

Nach dem Unterricht gehen wir Internatsschülerinnen immer direkt zum Mittagessen in den Speisesaal und erst danach auf unsere Zimmer. Seit ich nachts diese Schweißausbrüche habe, muss ich aber schon vorher allein da hin, die Bettwäsche reinholen. Mist, wieder nicht trocken! Aber immerhin ist sie nur noch feucht – besser als am Morgen.

Betont unauffällig schlendere ich dann zurück in den Speisesaal. Wenn mich jetzt jemand fragt, was ich auf unserer Etage in den Zimmern der Unterstufe mache, wird mir schon was einfallen. Uhr vergessen oder etwas ähnlich Banales.

Es gibt Hackbraten mit Kartoffelpüree und Gurkensalat. Lecker! Es fällt mir nicht schwer, reinzuschaufeln, was ich an unserem Vierertisch zu fassen kriege. Schließlich habe ich das Frühstück verloren und mein Magen grummelt schon seit einer Stunde ärgerlich vor sich hin. Helena hält sich wie immer vornehm zurück. Auch Marie isst eher wenig. Gut. Nur Iris hält immer mit mir mit. Wir beide kämpfen wie jeden Tag um den letzten Nachschlag.

Nach dem Essen sind zwei Stunden Freizeit angesagt. Die können wir im weitläufigen Garten des Internats verbringen oder auf unseren Zimmern. In den anderen Wohngemeinschaften gibt es oft Streit unter den Mädchen, wenn eine in Ruhe lesen möchte und eine andere laut Musik hören will. Bei uns ist das anders. Wir streiten natürlich auch oft. Aber in der Freizeitgestaltung sind wir uns fast immer einig. So singen, rocken und toben wir heute wieder zum »Tanz der Vampire« durch unser Zimmer. Wer mich jetzt sieht, wird niemals glauben, wie schwer mir das fällt. Ich bin so müde, und ich habe schreckliche Kopfschmerzen. Gut ist nur, dass ich bei der lauten Musik husten kann, ohne dass es auffällt. Ich drehe meinen Freundinnen beim Tanzen einfach den Rücken zu.

Erst als auch die anderen atemlos auf ihre Betten fallen, gönne ich mir, was ich mir schon wünsche, seit ich vom Essen aufgestanden bin. Ich sinke auf mein Bett und schließe die Augen. Als mich der nächste Hustenanfall übermannt, drehe ich mich zur Wand und ziehe die Beine hoch.

Die Musik endet so abrupt, dass ich nicht mehr reagieren kann. Das trockene Bellen, das ich so hasse und nicht unter Kontrolle kriege, klingt in dem plötzlich totenstillen Raum noch hässlicher als sonst. Jemand legt mir eine kühle Hand auf die Stirn. Ich konzentriere mich auf ruhiges Atmen. Es klappt, der Anfall geht vorbei. Als ich mich umdrehe, steht Marie vor meinem Bett. »Babsi, bitte!«, sagt sie eindringlich, »du musst zum Arzt gehen, so geht das nicht weiter. Dein Husten wird immer schlimmer!« Ich setze mich abrupt auf! »Nein«, schreie ich trotzig, »du weißt doch, dass ich Angst habe vor Spritzen!« »Jetzt sei nicht albern«, mischt sich Iris ein, »nur wegen einem Husten kriegst du noch lange keine

Spritze!« Das klingt zwar einleuchtend, aber überzeugen lasse ich mich deshalb noch lange nicht.

Schließlich wissen die drei ja nichts von meinen anderen Beschwerden oder wie schlimm der Husten wirklich ist. Mit Marie und Iris führe ich diese Diskussion über einen Arztbesuch schon länger. Aber heute gibt zum ersten Mal auch Helena einen Kommentar ab. »Jetzt stell dich nicht an wie ein Baby! Dein Husten nervt wirklich. Besonders nachts!«, raunzt sie mich an.

Erschrocken starre ich in die Runde. Vorwurfsvolle Gesichter. Bisher war ich der Meinung, meine Mitbewohnerinnen würden von meinen nächtlichen Hustenattacken nichts mitbekommen. Marie merkt meine Unsicherheit und hakt nach: »Ich gehe auch mit dir zum Arzt«, bittet sie und nimmt meine Hand. Sie drückt sie fest und fügt leise hinzu: »Und ich lasse die nicht los, bis wir aus der Praxis wieder raus sind!«

Ich sehe in ihre bittenden, blauen Augen, und während mir Bilder von Arztfratzen mit Riesenspritzen durch den Kopf schießen, hält sie meinem Blick stand. Ihre von uns Mädchen oft als lästig abgeblockte Fürsorge und die warme Hand, die meine immer noch festhält, tun mir jetzt unwahrscheinlich gut.

Aus dieser Nummer komme ich nicht mehr heraus. Ich gebe mich geschlagen. »Okay, ich gehe zum Arzt!«, sage ich in die erwartungsvolle Stille. Das folgende Freudengeheul meiner Freundinnen durchdringe ich nur noch schwer: »Aber nur, wenn du mitgehst, Marie!«, brülle ich. Sie umarmt mich stürmisch und flüstert mir ins Ohr: »Versprochen!«

Freitag, 14. Juni 2002

Barbara

Nach meiner Einwilligung haben mich die Mädchen gleich zu Schwester Itta geschleppt und darauf bestanden, dass sie für mich sofort einen Arzttermin vereinbart.

Jetzt sitzen wir im Wartezimmer. Schwester Itta, die uns hergefahren hat, Marie, die meine Hand hält, und ich – leichenblass und innerlich bibbernd vor Angst. Was ist, wenn der Arzt mehr als nur den Husten findet? Marie und Schwester Itta habe ich noch das Versprechen abgenommen, dass der Arzt keine Blutuntersuchung durchführen darf. Aber was ist, wenn er darauf besteht? Ich schicke ein Stoßgebet nach dem anderen zum Himmel, dass er mir nicht ansieht, wie schwach ich mich fühle, und dass ich nachts diese grässlichen Schweißausbrüche kriege.

Wir sind dran. Ich klammere mich an Marie. Auf dem Weg ins Sprechzimmer fühlen sich meine Knie an wie Wackelpudding. Es grenzt an ein Wunder, dass ich überhaupt einen Fuß vor den anderen setzen kann. Marie zieht mich mit.

Der Arzt hört mich ab, murmelt etwas von einer verschleppten Bronchitis und drückt mir ein Rezept für einen Hustenlöser in die Hand. Aus! Vorbei! Das war's! Mir fällt ein Mühlstein vom Herzen!

Auf der Straße laufe ich zu alter Höchstform auf. Ich strahle übers ganze Gesicht, packe Marie an den Schultern und zerre sie hüpfend im Kreis herum. Dann grapsche ich nach ihrer Hand und laufe laut schreiend mit ihr zum Auto. »Jaaaaaa!

Ist das nicht ein herrlicher Tag? Marie, ich danke dir! Es war gar nicht schlimm! Himmel, warum bin ich nicht viel früher dahin gegangen?«

Marie und Schwester Itta freuen sich mit mir, sind aber auch leicht irritiert wegen meines für sie wohl übertriebenen Gefühlsausbruchs. Wie sollten sie mein Glücksgefühl auch nachvollziehen können? Auf der Heimfahrt bete ich die ganze Zeit leise vor mich hin: »Ich habe keine schreckliche Krankheit, nur eine VERSCHLEPPTE BRONCHITIS! Alles wird gut!

Sonntag, 16. Juni 2002

Barbara

Heute kommt Mama! Ich freue mich so sehr!

Sie wird sich mit vielen anderen Eltern und Internatsschülerinnen das Theaterstück »Der kleine Vampir« ansehen, für das unsere Theater-AG seit September probt. Ich spiele den bösen Geier-Meier, der die Vampire ausrotten will.

Theater spielen ist meine Leidenschaft, seit ich denken kann. Mama hat mir erzählt, dass ich schon als kleines Mädchen bei jeder Familienfeier etwas vortragen wollte. Ihr war das immer sehr peinlich. Sie wollte nicht für eine dieser schrecklichen Mütter gehalten werden, die ihre Kinder für solche Gelegenheiten regelrecht »dressieren«. Bei mir war das nicht nötig, ich fand es einfach toll, wenn alle klatschten und sich über meine Geschichten und Gedichte freuten.

Auch Theaterbesuche waren für mich schon immer etwas Besonderes. Wenn ich dann neben Mama im Publikum saß und mit leuchtenden Augen den Geschehnissen auf der Bühne folgte, wünschte ich mir nichts mehr, als bei den Schauspielern da oben zu stehen. »Ich will auch Theater spielen«, quälte ich meine Mutter solange, bis sie mich mit sieben Jahren in der Theater-AG der Jugendkunstschule anmeldete. Vier Jahre habe ich dort gespielt und war immer mit Feuereifer dabei. Ich war sehr froh, dass ich dieses Hobby im Internat nicht aufgeben musste, weil es auch hier eine Theatergruppe gibt.

Lampenfieber kenne ich nicht. Deshalb kann ich jetzt auch kurz vor Beginn der Vorstellung noch mit Mama herumalbern und gespannt zuhören, wie sie mir Neuigkeiten aus Biberach erzählt.

Wir haben uns lange nicht gesehen. Wir dürfen nur jedes dritte Wochenende nach Hause fahren und dazwischen lagen noch die Pfingstferien, die ich mit meinem Vater in Italien verbrachte. Fast sechs Wochen habe ich meine Mama nicht zu Gesicht bekommen. Ich hatte schon Angst, dass sie mich durchschauen wird. Dass sie mit ihrem medizinisch geschulten Blick erkennen könnte, wie schlecht es mir geht. Ich bin richtig erleichtert, dass sie mich nur umarmt und mir Glück wünscht für die Vorstellung.

Danach gehen wir noch auf mein Zimmer, und auch jetzt höre ich von ihr keine Vorwürfe. Vielleicht sehe ich doch nicht so schlimm aus, wie mir die anderen immer einreden wollen. In letzter Zeit habe ich mich bei unseren regelmäßigen Telefonaten deshalb oft bei Mama beklagt. Jetzt erzähle ich ihr auch von dem Arztbesuch und dass dieser nur eine verschleppte Bronchitis festgestellt hat. »Ich nehme auch brav meinen Hustensaft«, versichere ich ihr. »Vielleicht ist auch noch etwas Vitaminmangel dabei«, überlegt Mama laut. »Ich schicke dir auf jeden Fall Vitamintabletten.«

Es tut so gut, mit Mama zusammen zu sein.

Sonntag, 16. Juni 2002

Mama

Beim Anblick meiner Tochter bin ich doch sehr erschrocken. Sie ist so dünn geworden. Aber ich habe mir nichts anmerken lassen. Das Kind wird schon von so vielen Leuten unter Druck gesetzt, da will ich nicht auch noch mitmischen.

Barbara versprüht Charme, Witz und Übermut wie immer. »Solange sie bei all dem Gewichtsverlust noch so fit ist…«, versuche ich mich zu beruhigen. Nur dieser komische Dauerhusten! Aber auch da versteht es Barbara, mir die Angst zu nehmen: »Hast du vergessen, dass ich schon beim Arzt war? Verschleppte Bronchitis! Das dauert eben eine Weile, bis die weggeht. Aber ich nehme den Hustensaft wirklich regelmäßig«, beteuert sie.

Ich kann ihr das Versprechen abnehmen, sich gleich zu Beginn der Sommerferien gründlich untersuchen zu lassen, falls sich ihr Allgemeinzustand bis dahin nicht gebessert hat. Barbara ist jedoch überzeugt, dass ihr der Hustenlöser helfen wird. Deshalb hat sie sich auch nicht weiter gegen diesen Deal gesträubt.

Donnerstag, 27. Juni 2002

Mama

Ein Anruf von Schwester Itta. Sie hält sich nicht lange mit großen Vorreden auf, sondern kommt gleich zur Sache: »Frau Dussler, ich mache mir große Sorgen um Barbara!«, eröffnet sie das Gespräch. »Ich möchte sie bitten, Barbara noch heute abzuholen und erst wiederzubringen, nachdem ihr Gesundheitszustand vollends geklärt ist.« Ihre Begründung ängstigt mich noch mehr als diese beiden Sätze. Sie erzählt, dass sie vor Jahren schon einmal ein Mädchen mit ähnlichen Symptomen wie Barbara im Internat betreut hat. Das Mädchen hatte Leukämie.

Jetzt gibt es keine Rücksichtnahme mehr auf Barbaras Macke, ihre Angst vor Spritzen. Extrem beunruhigt vereinbare ich sofort einen Termin für den nächsten Tag bei Dr. Geiger. Wir waren zwar noch nie bei ihm, aber durch meine Arbeit als Heilpraktikerin und Osteopathin ist er mir als hervorragender Diagnostiker bekannt. Er hat vor zwei Jahren seine Kassenzulassung abgegeben, um sich als Arzt für Naturheilverfahren mehr Zeit für seine Patienten nehmen zu können.

Auf der Fahrt nach Wald, zum Internat meiner Tochter, quäle ich mich mit Selbstvorwürfen. Was ist los mit meinem Kind? Kann es sein, dass sie schwerer krank ist, als wir alle dachten? Ist es möglich, dass mir so etwas nicht auffällt? Natürlich weiß ich, dass sie dünn geworden ist, aber es gibt so viele Erklärungen dafür! Die Zahnspange, die sie im April bekam, dann ihr Magen-Darm-Infekt. Sie kommt in die Pubertät und wächst. Damit habe ich auch Barbaras Müdigkeit entschuldigt, von der mein Exmann nach seiner Rückkehr aus dem zweiwöchigen Pfingsturlaub in Italien berichtete. »Vielleicht ist es auch ein Bandwurm«, grüble ich, während ich mit Bleifuß über die Landstraße schieße, als würden ein paar Minuten, die ich früher bei meinem Kind bin, etwas an ihrem Gesundheitszustand ändern können. Vehement versuche ich, Schwester Ittas Befürchtungen aus meinem Kopf zu verbannen und harmlosere Erklärungen für Barbaras Aussehen zu finden. »Leukämie! Da wäre Barbara nicht mehr so lustig und fröhlich. Da ginge es ihr allgemein schlecht und das hätte sie mir doch anvertraut! So etwas würde sie mir doch nie verheimlichen. Das könnte sie gar nicht. Wenn es etwas gibt, das ich weiß, dann ist es, dass wir ein sehr enges und inniges Verhältnis haben. Und dass Barbara weiß, dass sie mit allen Problemen und Sorgen zu mir kommen kann.« Etwas ruhiger biege ich in die Auffahrt zum Internat ein und fühle mich stark genug, meiner Tochter gegenüber den Fels in der Brandung zu markieren.

Natürlich werde ich ihr nichts von Schwester Ittas Verdacht erzählen. Ich werde auf dem Arztbesuch bestehen, ohne dass sie merkt, wie sehr ich mich davor fürchte.

Freitag, 28. Juni 2002

Barbara

Der Hustensaft hat mir überhaupt nicht geholfen. Mir geht es noch genauso dreckig wie vor dem Arztbesuch im Internat, wenn nicht noch schlechter. Es fällt mir immer schwerer, mich tagsüber auf den Beinen zu halten.

Jetzt sitze ich mit Mama im Wartezimmer von Dr. Geiger in Biberach. Drei Leute sind noch vor uns. Eine alte Dame, eine junge Frau und eine Mutter mit ihrem Sohn. Von mir aus könnten es auch zehn sein. Mir ist schlecht vor Angst. Mama hat gesagt, wir können mit der Untersuchung nicht mehr bis zu den Sommerferien warten. Schwester Itta hat sie aufgehetzt. Alle sorgen sich um mich, weil ich immer dünner werde und immer noch huste. Noch immer weiß niemand, dass ich mich mehrmals täglich übergebe und nachts schweißgebadet aufwache. Darauf bin ich stolz. Ich bin zwölf Jahre alt und wiege vierunddreißig Kilo – bei einer Größe von ein Meter sechzig. Es ist stickig hier drinnen. Arztpraxen – wie ich sie hasse!

Morgen beginnt in meiner Heimatstadt Biberach das Schützenfest. Die kommende Woche ist das Highlight des Jahres für alle Bewohner der Stadt, und auch ich bin da keine Ausnahme. Ich freue mich auf die Eröffnungsfeier mit der Parade der Trommler, auf die Kirmes und auf das Wiedersehen mit meinen Biberacher Freundinnen.

Mama hat mir versprochen, dass ich eine Woche Schule schwänzen darf, um nichts zu verpassen. Dafür musste ich diesem überstürzten Arztbesuch zustimmen. Ich bin sauer auf Mama. Das ist doch Erpressung! Sie kennt meine panische Angst vor Spritzen. Auch jetzt kann ich nur daran denken, wie ich diese Blutabnahme überstehen soll, die zu einer »gründlichen Untersuchung« gehört wie die Trommler zum Schützenfest. Wenn Mama wüsste, wie schlecht es mir geht, wäre ihr klar, warum ich jetzt so große Angst habe. Trotzdem konnte ich nicht umhin, sie zu fragen: »Meinst Du, es ist was Schlimmes?« als wir vor dem Haus von Dr. Gerster standen, »Ich weiß es nicht, Barbara«, seufzte sie und zog mich mit einem forschen »... bringen wir's hinter uns!« die Stufen zur Praxis hoch.

Ich versinke in einem Gemälde an der Wand gegenüber. Es sind kraftvolle Pinselstriche in sämtlichen Blautönen. Sie verschwimmen vor meinem starren Blick zu einem Meer aus Wellen. Wasser. Es erinnert mich an unseren Besuch im Alpa Mare in Zürich. Festes Ausflugsziel meines Internats am 1. Mai jeden Jahres. Wochenlang habe ich zusammen mit meinen Freundinnen auf den Besuch dieses Hallenbades der Superlative mit irre spaßigen Rutschen hingefiebert. Normalerweise bin ich eine Wasserratte, aber an diesem Tag war mir trotz der tropischen Temperaturen in diesem Schwimmbad nur kalt. Ich habe es nicht lange im Wasser ausgehalten. In mein dickes Badetuch gehüllt, saß ich einsam auf meiner Liege und beobachtete meine Freundinnen. Vor Vergnügen quietschend stürzten sie sich von den gigantischen, vielfach geschwungenen Rutschen, tauchten durch riesige Wellen oder ließen sich auffressen von den tosenden Wassermassen des Wellenbades, ganz wie im echten Meer.

Ich kam mir vor wie ein Außenseiter. Als säße ich unter einer Glasglocke. Das Tosen der Wellen und Schreien der Badegäste nahm ich nur noch gedämpft wahr, und ganz kurz überfiel mich so etwas wie eine dunkle Ahnung. Etwas war anders. Ich war anders. Es war kein gutes Gefühl. Ich unterdrückte die aufkeimende Angst sofort, aber meine sonst immer gute Laune fand ich an diesem Tag nicht wieder.

»Frau Obermayer!«, reißt mich die Stimme der Sprechstundenhilfe aus meinen Erinnerungen. Nur noch zwei Patienten vor uns. Die junge Frau, die unter dem Bild mir gegenüber sitzt, blättert ganz entspannt eine »Brigitte« durch.

Auf dem Zeitschriftenstapel liegen auch einige Jugendzeitschriften, aber ich bin viel zu nervös zum Lesen. Wie ich die Frau gegenüber beneide. Sie hat ein Tuch um den Hals. Wahrscheinlich hat sie nur eine harmlose Erkältung, da wäre ich auch ganz cool. So aber habe ich wieder Visionen von Riesenspritzen und sadistisch grinsenden Ärzten. Dazu kommt die Angst, die ganz tief drinnen pocht und flüstert: »Was habe ich wirklich?«

In den Pfingstferien war ich mit Papa und seiner Lebensgefährtin mit dem Wohnwagen zwei Wochen in Italien. Der Campingplatz war direkt am Meer, das Wetter war super. Endlich konnte ich ihm beweisen, dass ich nicht magersüchtig bin. Nur meine Hustenanfälle waren schwer zu verheimlichen. Ich flüchtete auch dort jedes Mal in den Waschraum.

Am schwierigsten war es, unter den strengen Augen von Papa immer wieder Ausreden für meine ständige Müdigkeit zu erfinden. Wenn ich nicht hustete und kotzte, schlief ich. »Dieser Prüfungsstress vor den Ferien«, jammerte ich ihm vor. »Ich bin total erschöpft!« Die erste Woche zeigte er dafür noch Verständnis, aber in der zweiten Woche hörte er nicht mehr auf zu drängeln: »Nun komm doch mit zum Strand, Barbara – das Wasser ist herrlich!« Er verstand mich nicht. Wie auch? Dabei war ich jedes Mal so froh, wenn er mit seiner Freundin endlich weg war.

Ich konnte Papa nicht sagen, wie schlecht es mir ging. Ich wollte doch nicht krank sein! Bis heute habe ich gehofft, das Bedrohliche, das Unheimliche, das versucht, von mir Besitz zu ergreifen, durch meine Verdrängungstaktik aus meinem Leben verbannen zu können.

Jetzt geht die Mutter mit ihrem halbwüchsigen Sohn ins Sprechzimmer. Count-down! Ich spüre, dass dieser Arztbesuch mein Leben verändern wird. Aber ich will es nicht wahrhaben. »Bitte, lass mich wieder mit einer Medizin davonkommen, aber diesmal mit einer, die mir auch hilft!«, schicke ich ein Stoßgebet zum Himmel.

Jetzt ist die junge Frau mit der Erkältung dran. »Ich will hier raus«, jammere ich lautlos, mein flehender Blick zu Mama wird ignoriert. Sie will mich nicht verstehen, nickt mir nur aufmunternd zu. Meine wunderbare Mama! Gerade erst hat sie die Trennung von ihrem Freund verkraftet. Sie ist jetzt wieder so stark und selbstbewusst, wie ich sie brauche und liebe.

Warum habe ich Mama nie erzählen können, wie es mir wirklich geht? Wäre es nicht sogar leichter gewesen, ihr am Telefon die Wahrheit zu sagen? Da hätte ich wenigstens ihren sorgenvollen Blick nicht auf mir gespürt. Aber gefühlt hätte ich ihn. Dazu kenne ich sie zu gut. Ich kann es einfach nicht ertragen, Mama Sorgen zu machen. Es reicht schon, wenn *ich* manchmal vor Angst fast verrückt werde. Außerdem finde ich meine nächtlichen Schweißausbrüche so unendlich peinlich! Und ich will das alles gar nicht wahrhaben. »Wenn ich darüber rede, wird es real.« Daran glaube ich. Und das will ich auf keinen Fall! Aber jetzt – wird jetzt alles rauskommen?

Gestern Nacht, nach langer Zeit wieder in meinem eigenen Bett zu Hause, hatte ich einen schrecklichen Traum: Ich sah mich im Sarg liegen. Meine Familie, alle meine Freunde, standen um mein Grab. Es war ein kurzer, aber extrem grauenhafter Traum, aus dem ich tränenüberströmt hochfuhr.

Und jetzt sitze ich hier mit Mama. »Der Arzt soll nichts finden«, rattert es in meinem Kopf. Und mit meiner Zauberformel: »Morgen gehe ich aufs Schützenfest«, versuche ich, die beklemmenden Gedanken zu vertreiben.

»Barbara Dussler« – reißt mich die sonore Stimme des Arztes aus meinen düsteren Gedanken. Wird er jetzt wahr – mein Albtraum von gestern? Es gibt kein Zurück mehr. Ich muss da jetzt durch. Ich klammere mich an Mamas Hand und lasse mich von ihr ins Sprechzimmer ziehen.

Der Arzt sieht mich lange an. Dann drückt er auf einen Knopf seiner Gegensprechanlage: »Frau Siebert! Blutabnahme bitte!« Nur nicht durchdrehen. Nach dem Motto: »Angriff ist die beste Verteidigung«, erkläre ich dem Arzt, wie sehr ich mich vor Spritzen fürchte. »Nur ein kleiner Pieks«, versucht er mich zu beruhigen. Wenn ich das schon höre!

Als er meinen Arm nimmt, drehe ich den Kopf weg. In der Hoffnung, dass ich nichts spüre, wenn ich nicht hinsehe. Aber ich muss mir schwer die Tränen verkneifen und kralle meine Nägel in Mamas Hand, als Dr. Geiger die Nadel in meine Armvene sticht. Es brennt wie der Teufel.

Erst bei der Ultraschall-Untersuchung entspannt sich mein total verkrampfter Körper wieder. Dr. Geiger erklärt, was er auf dem Monitor sieht, während er mit dem kalten Lesegerät über meinen Bauch fährt. Es interessiert mich nicht wirklich, aber seine monotone Stimme wirkt beruhigend. Als er meine Lungenflügel von innen betrachtet, verstummt er so abrupt, dass mir ein kalter Angstschauer über den Rücken läuft. Ich versuche, in seinem Gesicht zu lesen, doch da ist nichts.

Beim Fiebermessen fragt er mich, ob ich unter Nachtschweiß, Müdigkeit und Husten leide. Leider muss ich jedes Mal nicken und registriere dabei beschämt, wie meine Mutter erstaunt die Brauen hochzieht. »38,7«, gibt Dr. Geiger tonlos das Messergebnis bekannt. Dann bugsiert er uns mit den Worten: »Warten sie bitte draußen, wir rufen sie wieder auf«, aus seinem Sprechzimmer.

Mama scheint irgendwie benommen. Sie macht mir nicht einmal Vorwürfe, obwohl ich vor dem Doktor Dinge zugegeben habe, von denen sie nichts wusste. Sie hält meine Hand ganz fest und ich bin froh, dass sie das tut. Es fühlt sich an, als würde sie Kraft in mich hineinpumpen. Ich bin so froh, dass sie da ist.

»Barbara Dussler!« Ich schrecke hoch, als ich schon wieder meinen Namen höre. Dr. Geiger will mich ins Ohr pieksen. Er erklärt mir, dass er mit dem so gewonnenen Blutstropfen unter seinem Dunkelfeldmikroskop Krankheiten ausmachen kann. Der Pieks tut gar nicht weh.

Den so gewonnenen Blutstropfen betrachtet er sehr lange durch sein Mikroskop. Es ist totenstill im Raum. Ob Mama mein Herz klopfen hört? Ich knete meine schweißnassen Hände und zittere wie Espenlaub. Endlich bewegt sich Dr. Geiger. »Sehen sie selbst!«, fordert er Mama auf, durch das Mikroskop zu sehen. Bilde ich mir das nur ein, oder klingt seine Stimme traurig? Ich beiße mir auf die Lippen vor Anspannung. Schmerz zum Abbau meiner Angst. Aber es funktioniert nicht. Gebannt fixiere ich meine Mutter, während sie sich über das Gerät beugt. Bilde ich mir das jetzt nur ein, oder wird sie aschfahl im Gesicht? Bitte nicht! Nein, ich will das nicht … Mama schwankt, als sie wieder hochkommt.

Vor Angst rauscht mir das Blut laut in den Ohren und ich höre Dr. Geigers Stimme nur undeutlich: »Überlegen Sie sich, in welche Klinik sie wollen: Witten/Herdecke oder Ulm.«

Ich suche im Gesicht meiner Mutter nach einem beruhigenden Lächeln, doch ihr Gesicht ist eine versteinerte Maske. Sie steht unter Schock.

»Mama?«

Meine Stimme versagt.

Dr. Geiger ist zwar noch im Raum, aber der Film läuft jetzt nur noch zwischen Mama und mir ab. Wir starren uns an. Etwas Furchtbares ist passiert, aber Mama kann es nicht aussprechen. Als hätte jemand eine Glasglocke über uns beide gestülpt, dringen die Worte des Arztes kaum hörbar zu mir durch: »Verdacht auf Leukämie oder Morbus Hodgkin.«

Ich will Kraft und Zuversicht in Mamas Augen lesen. Aber da ist nur nackte Angst. Jetzt kullern auch noch Tränen aus diesen Augen, in die ich wie ein hypnotisiertes Kaninchen starre. Oh, mein Gott! Mama weint nie! Ich breche in unkontrollierbares Schluchzen aus, spüre nur noch eine Welle von Panik, die mich umzuwerfen droht. Aber da ist Mama auch schon bei mir. Sie umarmt mich und hält mich ganz fest.

Ich habe zwar noch immer nicht ganz begriffen, was los ist, aber langsam dämmert es mir. Das Wort »Leukämie« durchdringt meine Panik und setzt sich in meinem Kopf fest. Bilder der »Stadtklinik«, meiner Lieblingsserie seit Jahren, explodieren in meinem Kopf. Da gab es eine Episode, die mich jahrelang verfolgt hat: Ein kleiner Junge wird mit Leukämie eingeliefert. Zuerst verlor er seine Haare und dann ist er gestorben. Damals habe ich mir geschworen: »Diese Krankheit kriegst du nie!«

Und jetzt?

Ich vergrabe mein Gesicht tief in Mamas Haar und heule: »Mama, ich will nicht ins Krankenhaus … ich will nicht sterben!«

Als ich mich endlich tränenüberströmt aus Mamas Umarmung löse, überfällt mich ein in diesem Moment noch schrecklicherer Gedanke: »Mama, ich will doch das Schützenfest nicht versäumen!« Sie schaut mich völlig fassungslos an, aber da springt auch schon Dr. Geiger ein: »Du brauchst erst Montag ins Krankenhaus zu gehen – aber nur, wenn das Fieber nicht steigt.«

Dann sind wir entlassen.

Freitag, 28. Juni 2002

Mama

Die Frage »warum?« ist eine Killerfrage. Ich weiß es, aber dennoch stelle ich sie mir gleich nach dem ersten Schock der Diagnose. Warum? Warum meine Tochter? Und warum hören meine persönlichen Dramen nicht endlich auf? Muss es denn immer noch eine Steigerung geben? Was habe ich falsch gemacht? Oder muss ich mich fragen: Habe ich denn alles falsch gemacht?

Als Heilpraktikerin und Osteopathin habe ich mich schon immer mit den seelischen Hintergründen von Krankheiten beschäftigt. Da bleibt das eigene, selbstkritische Erforschen der Ursachen nicht aus.

Doch vorerst überstürzen sich die Ereignisse. Ich habe keine Zeit für selbstkritische Betrachtungen. Mein Kind braucht mich. Ich muss Zuversicht und Hoffnung ausstrahlen. Barbara beobachtet mich genau. Nachdem ich ihr zu Hause im

Wohnzimmer auf der Couch ein kuscheliges Nest gebaut habe, gehe ich in die Küche und informiere die Familie. Das klingt vielleicht kaltschnäuzig, aber sobald ich aus Barbaras Sichtfeld bin, schalte ich auf Autopilot und funktioniere auch so. Ich rufe Babsis Vater an, meinen Exmann seit sechs Jahren. Dann seine Eltern, zu denen wir ein sehr inniges Verhältnis haben, sowie meine Mutter und meine beste Freundin. Alle wussten, dass wir beim Arzt waren und warteten schon auf meinen Anruf. Ich sage nur: »Es ist Leukämie oder Morbus Hodgkin, Barbara muss ins Krankenhaus – spätestens Montag.«

Tröstende Worte oder ein vorsichtiges Herantasten an die furchtbare Tatsache sind bei mir jetzt nicht drin. Mein Ex legt mit einem kurzem »Ich komme!« sofort auf. Beide Omas fangen an zu weinen. Ich habe keine Zeit für sie, muss auflegen. Meine Kraft reicht gerade noch aus, um die Leiterin meines Trommelcorps zu informieren, dass die Gruppe morgen und wahrscheinlich auch in der ganzen nächsten Woche bei all den Auftritten und Paraden des Schützenfestes auf mich verzichten muss.

Als mein Exmann eintrifft, nimmt er mich in den Arm. Wir können beide die Tränen nicht zurückhalten, doch Klaus reißt sich schnell wieder los. »Wo ist sie?«, fragt er, um Fassung bemüht. Ich nicke mit dem Kopf in Richtung Wohnzimmer.

Nach und nach trudelt die restliche Verwandtschaft inklusive meiner Schwester ein. Alle sitzen fassungslos um Barbaras Krankenlager herum. Mein Kind wirkt völlig ruhig, fast entspannt, während um sie herum keiner die Tränen zurückhalten kann. Wir Erwachsenen sind völlig verstört. Dürfen wir unsere Gefühle vor dem Kind wirklich so deutlich zeigen? Sind wir ihr nicht Zuversicht und Stärke schuldig? Ich muss mich zusammenreißen. Was soll das Kind nur denken? Sie wird beweint, als wäre sie bereits tot.

Zum Glück ist Barbara sehr müde. Um sieben verlangt sie nach ihrem Bett, und kurz darauf verabschiedet sich die Familie. Worte reichen nicht aus, um unseren Schmerz zu artikulieren.

Ich bin allein. Die Stille im Haus ist erdrückend. Ich muss mit jemandem reden, der Barbara und mir nicht so nahe steht. Frau Gampert! Die Therapeutin und Leiterin des Instituts für Andragogik hat mir schon einmal geholfen, wieder Boden unter meinen Füßen zu gewinnen. Und sie kennt Barbara bereits durch ein Horoskop, das sie von meiner Tochter angefertigt hatte, bevor ich Babsis Wunsch zustimmte, auf ein Internat gehen zu dürfen.

Es ist bereits acht Uhr abends, aber ich muss Frau Gampert anrufen. Jetzt! Sofort!

Ich gehe ans Telefon in der Küche. Wir reden vier Stunden. Frau Gampert hilft mir, nicht weiter in dieser Endzeitstimmung zu verharren. »Sie müssen Barbaras Krankheit als Herausforderung für ihrer beider Leben akzeptieren«, rät sie ruhig, aber eindringlich. Sie beschreibt Barbaras Zustand als einen »Aufstand der Seele«, und mein Kind als einen Menschen, in dem zwei Extreme miteinander ringen. Sie spricht über ihren »Hang zum Düsteren«, einen Selbstzerstörungsmechanismus, dessen Gründe man erforschen müsse. Und im Gegensatz dazu stehe da ihre Seele, die Frieden wolle und versuche, dieser Selbstzerstörung zu entfliehen. »Niemand weiß, wie lange Barbara diesen Spagat schon in ihrem Unterbewusstsein macht«, analysiert Frau Gampert.

Bei dem verhängnisvollen Satz »… und selbst wenn Barbara sterben sollte, dann hätte ihre Seele endlich den Schritt aus dieser Hölle geschafft!«, schlucke ich schwer. Aber Frau Gampert schafft es, mir klar zu machen, dass Barbara über diese Krankheit nun die Möglichkeit hat, Frieden zu finden. »Jede Untersuchung, jeder Pieks kann ihr nur gut tun. Ihren Hang zum Selbstzerstörerischen, der möglicherweise zu dieser Krankheit geführt hat, kann sie nun ausleben. Hat sie das getan, so wird sie entweder unbeschwert leben können – oder sie verabschiedet sich. Auch dann hat die Seele den Kampf gewonnen, sie hat sich befreit – durch den Tod«.

Diese von der Schulmedizin nicht anerkannten, aber in der ganzheitlichen Medizin durchaus logischen und mir bereits bekannten Theorien muss ich jetzt auch für mich anwenden – und für mein Kind. Ich kann endlich wieder klar denken.

Frau Gampert lenkt meine verwirrten Gedanken in neue Bahnen: Was bin ich doch für ein Egoist! Mir geht es nur darum, dass mein Mädchen hier bleibt. Ich sehe nur: Wenn sie stirbt, bleibe ich zurück mit all meiner Trauer und meinen Schuldgefühlen. Ich muss lernen, mit dem Kampf, den Barbaras Seele ausficht, umzugehen. Muss ihren Lebenswillen stärken, aber auch akzeptieren, wenn sie gehen will.

Barbara war immer ein »braves und liebes Kind«. Niemals habe ich an ihr nur die Spur einer Aggression erlebt. Trotzdem verstehe ich, was mir Frau Gampert sagen will, denn ich glaubte schon immer an die These, dass Krebs, ebenso wie andere Krankheiten auch, durch Autoaggression ausgelöst wird – durch Aggressionen, die man sich selbst zufügt, niemals ausspricht, sondern nur tief in seinem Inneren bunkert.

Ich nehme Frau Gamperts Worte an und auf. Sie helfen mir, diese Nacht zu überstehen. Von nun an telefoniere ich sehr oft mit ihr.

Samstag, 29. Juni 2002

Barbara

Tam – Tam – Taram Tam Tam. Heute ist der erste Tag des Schützenfestes. Die Stadt vibriert, Hochstimmung ist angesagt. Überall – nur nicht bei uns.

Ich liege im Wohnzimmer auf der Couch und höre ein Trommelcorps die Straße heraufziehen. Die Trommler gehören zu unserem Schützenfest wie die Blasmusik zum Münchner Oktoberfest.

Tam – Tam – Taram Tam Tam. Schrittschlag. Ich erkenne das sofort, denn Mama gehört auch zu so einer Gruppe. Nur heute sitzt meine lebenslustige und umtriebige Mama neben mir – mit verquollenen und rot geweinten Augenlidern.

Auch Papa sitzt wieder bei mir. Meine Eltern sind seit sechs Jahren geschieden, aber wenn ich ihn brauche, ist Papa immer da.

Der Rhythmus der Trommeln setzt sich in meinem Kopf fest. Krebs – Krebs – bitte nicht Krebs!

Noch ist es nicht endgültig. »Verdacht auf Leukämie oder Morbus Hodgkin«, hat der Arzt gesagt. Er glaubt es nur – aber er weiß es nicht sicher.

Der Schrittschlag der Trommeln ist verstummt. Mein Fieber ist über Nacht leider gestiegen, und wir werden bald aufbrechen, um ins Kinderkrankenhaus Ulm zu fahren. Ich sehe meine Mutter an und jammere: »Mama, ich hätte auch mal gern ein Ständchen von den Trommlern. Warum spielen die nicht mal für mich?«

Kaum habe ich diesen Satz ausgesprochen, ertönen die Trommeln wieder. Ganz nah. »Die stehen vor unserem Haus!«, rufe ich erstaunt. Ich kämpfe mich von meiner Couch hoch und laufe ans Fenster. Tatsächlich! Mamas Trommelcorps, eine Gruppe von Frauen, steht in unserem Garten. Sie trommeln einen Marsch. Für mich!

Es ist sehr heiß an diesem Morgen. Ich vergesse mein Fieber, meine Schwäche und die von den Erwachsenen verbreitete Weltuntergangsstimmung und laufe in den Garten.

Wow!

Ein Ständchen!

Nur für mich!

Ich bin total aufgeregt. Freudestrahlend setzte ich mich auf das Mäuerchen vor unserem Haus und genieße diese Ehre, die mir da zuteil wird. Mama und Papa sind mir gefolgt. Als ich mich stolz und glücklich zu ihnen umdrehe, erstirbt das Lachen auf meinem Gesicht. Es trifft mich wie ein Blitz: Wie traurig sie aussehen!

Bum, Bum, Bum. Die dunklen Trommeln klingen traurig. Warum trägt das gesamte Corps in seinen fröhlichen, bunten T-Shirts Sonnenbrillen? Das tun sie doch sonst nie! Auch wenn die Sonne noch so vom Himmel brennt. Ist da nicht gerade eine Träne über Mimis Wange gelaufen? Das Kribbeln, das die Paradetrommeln sonst immer in meiner Magengrube auslösen, bringt mich diesmal nicht zum Lachen. Ich höre nur noch die Basstrommeln. Die Sonne wärmt mich nicht mehr – mir ist wieder kalt. Was geht hier eigentlich vor? Mir läuft ein Schauer über den Rücken. Glauben die auch, sie sehen mich heute zum letzten Mal? Werde ich unsere Schützentrommeln nie wieder hören? Wo bin ich nächstes Jahr um diese Zeit?

Ich fange an zu zittern. Mama kommt zu mir. Sie zieht mich hoch, legt mir den Arm um die Schulter und führt mich zurück ins Haus.

Tam – Tam – Taram Tam Tam. Die Trommler ziehen ab, der vertraute Schrittschlag wird leiser, ist kaum noch zu hören. Warum ist alles so schrecklich?

Ich will nicht in die Klinik.

Ich will zum Schützenfest wie jedes Jahr. Ich will Spaß haben. Ich will nicht krank sein, und ich will nicht diese Angst spüren, die dumpf und stetig an mir nagt. Ich möchte bei den anderen stehen und mir bei der Parade den Kopf verrenken, möchte Karussell fahren und mit meinen Freundinnen kichernd durch die festlich geschmückten Straßen Biberachs ziehen.

Mama packt unseren Koffer für die Klinik. Das heißt, eigentlich packt ihre Freundin Petra, und Mama folgt ihr wie ein willenloses Hündchen durch unser Haus. Papa sitzt wieder bei mir im Wohnzimmer. Eine Hilfe ist er nicht. Er hält meine Hand und wischt sich mit der anderen immer wieder über die Augen. Meine Eltern so leiden zu sehen, tut mir unendlich weh. Es schnürt mir die Kehle zu. Und es schürt die grässlichen Bilder in meinem Kopf: Kinder mit kahlen Köpfen in der »Stadtklinik«, der kleine Junge, der so kämpft, quälende Therapien über sich ergehen lässt und trotz alledem stirbt. Seine weinenden Eltern.

Ich habe Angst vor dem Sterben.

Habe ich das wirklich?

Oder will ich das alles nur meinen Eltern nicht antun?

Eigentlich bin ich doch richtig erleichtert. Endlich ist es raus! Ich muss mich nicht mehr verstecken und verstellen, muss nicht mehr die Starke mimen. Jetzt kann ich schlafen, mich ausruhen, und ich werde umsorgt. Wie sehr ich mich danach gesehnt habe! Trotzdem schicke ich ein Stoßgebet zum Himmel:

»Bitte nicht, lieber Gott! Bitte lass es nicht Krebs sein!«

Um 14 Uhr chauffiert uns Mamas Freundin Petra in die Klinik. Mama und Papa sind beide nicht in der Verfassung, selbst zu fahren. Und ich? Ich sitze zwischen meinen Eltern auf der Rückbank und starre aus dem Fenster. Deshalb registriere ich auch genau, wenn Papa eine Träne über die Wange rollt, obwohl er dann immer den Kopf wegdreht und so tut, als würde ihn plötzlich die Landschaft interessieren, die draußen vorbeifliegt. Warm und geborgen fühle ich mich, so eingeklemmt zwischen meinen Eltern. Ich wünsche mir, dass diese Autofahrt nie zu Ende geht.

In der Klinik angekommen, müssen wir ewig lange warten, bis wir drankommen. Ich werde gewogen, gemessen und dann endlich bekomme ich ein Zimmer zugewiesen. Auf der allgemeinen Kinderstation.

Also doch nicht Krebs?

Neben mir liegt ein Junge, der nur in seinen Fernseher starrt. Mir soll es recht sein, denke ich anfangs. Ich habe sowieso keine Lust auf Smalltalk. Die Krankenschwester kommt und will Blut abnehmen. »Bitte nicht!«, versuche ich abzuwehren. Als sie dann auch noch anfängt, die Venen auf meinem linken Handrücken zu inspizieren, ist es aus mit meiner Beherrschung. »Nicht in die Hand stechen – ich will das nicht«, kreische ich hysterisch. »Du brauchst eine Infusion – wir geben dir Antibiotika gegen das Fieber«, erklärt mir ein junger Arzt. »Kann ich das nicht auch schlucken?«, versuche ich mein Glück, aber er gibt mir keine Chance. »Nicht, wenn die Gefahr besteht, dass du brichst«, erklärt er ruhig. Gegen so viel Logik bin ich machtlos.

Mama versucht, mich zu beschwichtigen. Die Krankenschwester auch: »Na hör mal, du bist doch schon so groß! Das spürst du doch gar nicht!«

Ich hasse sie dafür!

Haben Erwachsene denn keine Angst vor Schmerzen? Warum soll ich meine Angst nicht zeigen dürfen, nur weil ich schon zwölf bin?

Ab diesem Moment und für den Rest des Wochenendes bin ich auf die Nadel in meinem Handrücken fixiert. Sie bestimmt jede meiner Bewegungen. »Mama, wie soll ich den Arm hinlegen? – Mama, ich muss mich mal bewegen. Bitte halte meine Hand ruhig.«

Meine Spritzen-Phobie beschäftigt uns alles so sehr, dass niemand mehr düstere Gedanken über Krebs wälzen kann. Mein Husten macht alles noch schlimmer. Mir wird schmerzhaft klar, wie heftig dabei auch meine Arme und Hände durchgeschüttelt werden. Mit verzweifelten Blicken und einem Nicken in Richtung der Nadel gebe ich Mama zu verstehen, meine Hand mit der Kanüle möglichst ruhig zu halten, während sich mein Körper dem trockenen Bellen unterwirft. Mit der rechten Hand greife ich mir die Nierenschüssel vom Nachttisch, in Erwartung der schon fast dazugehörigen Kotzattacke.

Mamas Fürsorge tut so gut. Wenn sie geschockt ist, lässt sie es sich zumindest nicht anmerken, und dafür bin ich ihr dankbar. Endlich bin ich nicht mehr allein mit dem Aufstand meines Körpers. Ich brauche nicht mehr zu lügen, mich nicht mehr zu verkriechen. Ich darf jammern und mich bemitleiden lassen. Zusammen mit meinen Eltern ist all dieses Elend so viel leichter zu ertragen.

Warum habe ich nur alles so lange für mich behalten?

Die japanischen Trickserien, die sich mein Bettnachbar reinzieht, fangen an, mich zu nerven. Diese Mangas mit weit aufgerissenen Augen sprechen nicht wie normale Menschen, sie schreien nur. Mein Kopf brummt. Mama kommt mit schlechten Nachrichten zurück von einer Rauchpause. Sie darf über Nacht nicht bei mir bleiben. Ich könnte heulen. Angeblich ist das Zimmer zu klein. »Dann gebt mir halt ein Größeres!«, möchte ich am liebsten schreien, aber ich halte den Mund und füge mich. Mama zuliebe. Ich sehe, wie schwer es ihr fällt, mich allein zu lassen.

Deshalb lasse ich mir meine Panik nicht anmerken. Wie soll ich diese Nacht nur überstehen? Die Nächte sind doch immer das Schlimmste!

Ich bin sauer, weil die Mutter von Antonio, der verzogenen kleinen Kröte im Bett neben mir, bleiben darf. Er ist zwar erst sechs, aber soweit ich beurteilen kann, geht es ihm richtig gut. Er sieht fern und macht nicht den Eindruck, als ob er seine Mutter vermissen würde. Vielleicht bin ich ungerecht, aber ich habe Angst. Solange Mama da ist, fühle ich mich sicher.

Kaum ist sie weg, steigt mein Fieber. Ich bin hundemüde, aber wenn ich die Augen schließe, kommt die Angst.

»Lieber Gott, lass mich morgen früh wieder aufwachen!«, bete ich inbrünstig. Ich reiße die Augen auf, um nicht einzuschlafen, – aber die bleierne Müdigkeit ist stärker als mein Wille, wach zu bleiben.

In dieser Nacht holt Antonios Mutter die Nachtschwester, weil ich wie wild um mich schlage im Schlaf. Zum ersten Mal darf ich meinen durchgeschwitzten Schlafanzug gegen einen trockenen eintauschen, und sogar mein Bett wird neu bezogen.

Ist das toll!

Sonntag, 30. Juni 2002

Barbara

Morgens um sechs wollen sie mir schon wieder Blut abnehmen. Aber mein intubierter Arm ist dick geschwollen und will keinen Blutstropfen mehr rausrücken. Ein neuer Zugang muss gestochen werden. Und keiner ist da, an den ich mich klammern kann.

Als Mama um sieben Uhr morgens endlich eintrifft, findet sie eine völlig aufgelöste Barbara vor.

Der sechsjährige Antonio neben mir hält das Personal auf Trab. Gegen elf Uhr legen sie noch ein vierjähriges Mädchen in unser Dreibettzimmer. Ihre Mama nennt sie Lara. Warum die beiden hier sind, interessiert mich nicht die Bohne. Für mich sind sie zu laut und zu fit. Es geht mir wirklich mies, und ich sehne mich nach Ruhe. Leider unmöglich in diesem Kindergarten.

Am Nachmittag kommt Papa und bringt mir zwei Lebkuchenherzen vom Schützenfest. Ich lese: »Meinem Schatz alles Gute« und »Ich will bei Dir sein«. Die Herzen machen mich traurig, weil ich all diese Festivitäten versäume, die unsere kleine Stadt einmal im Jahr in den Ausnahmezustand versetzen.

»Ich will auch zum Schützenfest!«, schmolle ich und versuche, die Tatsache zu ignorieren, dass ich heute Morgen so schwach auf den Beinen war, dass ich kaum noch allein in der Dusche stehen konnte.

Gegen 17 Uhr bekomme ich Besuch vom Chefarzt der Kinderklinik. Professor Dr. Klaus Michael Debatin steht auf seinem Namensschild. Ich habe null Bock, die blöde Frage »Wie geht es uns denn?« schon wieder zu beantworten. »Das sieht man doch!«, liegt mir auf der Zunge, doch Mamas warnender Blick hält mich zurück. Trotzig kneife ich die Lippen zusammen. Also zählt Mama meine Beschwerden und Zustände auf, berichtet geduldig von unserem Besuch bei Dr. Geiger und dessen Diagnose. Währenddessen studiert Professor Debatin die Tafel mit dem wirren Gekrakel, die am Fußende meines Bettes hängt. Als er aufsieht, sagt er bedächtig: »Je nach Blutbild müssen wir morgen vielleicht eine Knochenmarkpunktion durchführen.«

»Kriege ich da wieder eine Spritze?«, frage ich kleinlaut. Dann durchfährt mich ein noch schrecklicherer Gedanke: »Oder ist das etwas noch Schlimmeres?«

Was Dr. Debatin dann erklärt, hätte mich wohl umgehauen, wenn ich nicht schon im Bett gelegen hätte.

Schonungslos beschreibt er den Eingriff im Detail, und ich bereue schnell, gefragt zu haben: »Du wirst natürlich betäubt, und erst wenn du nichts mehr spürst, schrauben wir dir eine Kanüle ins Becken, damit wir Knochenmark entnehmen können. Das brauchen wir, um …« Ich höre ihm nicht mehr zu.

Schalte ganz schnell ab. Wut steigt in mir hoch. Was bildet sich dieser Mann eigentlich ein? So genau wollte ich das gar nicht wissen! Hat er Spaß daran, Kinder zu quälen?

Die Worte »Kanüle«, »schrauben«, »Knochenmark« hallen in meinem Kopf nach wie ein nicht enden wollendes Echo und übertönen den Rest seines Gelabers. Panik steigt in mir hoch. Bilder von Frankensteins verschraubtem Schädel aus allen Perspektiven tanzen vor meinem inneren Auge. Ich will mich beherrschen, aber es geht nicht mehr. Ich kann die Tränen nicht länger zurückhalten. Ich will das alles nicht. Er soll weggehen und mich in Ruhe lassen. Dieser Mann im weißen Kittel mit seiner allwissenden Art und der sonoren Stimme ist so gemein! Hat der denn gar kein Herz für Kinder?

Als er endlich weg ist, redet Mama beruhigend auf mich ein: »Du kriegst doch eine Narkose. Du wirst gar nichts davon mitbekommen, und außerdem komme ich mit. Ich werde bei dir sein.« Das hilft. Wenn Mama bei mir ist, kann mir nichts passieren. Die Aufregung hat mich total erschöpft. Ich muss die Augen zumachen. Ich spüre noch, wie sich mein Körper entspannt. Dann schlafe ich ein.

Mama

Dieses Wochenende in der Klinik ist ein Albtraum.

Barbara liegt in einem Dreibettzimmer auf der allgemeinen Kinderstation. Mein Exmann Klaus und ich bleiben den ganzen Tag, doch abends werden wir rausgeschmissen. Es ist kein Platz für noch eine Mutter in Barbaras kleinem Zimmer. Und nicht zum ersten Mal seit wir hier sind, müssen wir uns diesen blöden Satz anhören: »Barbara ist doch schon so groß, mit ihren zwölf Jahren braucht sie doch die Mama nicht mehr die ganze Zeit!« Am liebsten würde ich jedem ins Gesicht schlagen, der diese unüberlegten Worte von sich gibt.

Die haben doch keine Ahnung! Selbst ich mit meinen vierzig Jahren habe einfach nur Angst und möchte mich am liebsten irgendwo anlehnen. Es ist doch scheißegal, wie alt ein Kind ist, wenn es Angst hat und sich allein fühlt. Warum weiß das Personal dieser »Kinderklinik« nicht, dass auch ein zwölfjähriges Mädchen in Barbaras Zustand die Mutter rund um die Uhr braucht! Aber »Krebsverdacht« ist für diese Leute wahrscheinlich genauso Routine wie für einen Diabetiker die Spritze.

Nach der Hiobsbotschaft von Dr. Debatin ist Barbara außer sich vor Angst. Ich habe ihr versprochen, sie bei diesem Eingriff nicht allein zu lassen. Sollte es wirklich dazu kommen, werde ich darauf bestehen. Zum Glück hat sie die Aufregung müde gemacht. Die arme Maus hat nicht mal mehr Kraft, sich länger mit ihrer Angst auseinanderzusetzen. Was für ein Segen!

Schweren Herzens fahre ich nach Hause, um mich auszuruhen. Doch an Schlaf ist nicht zu denken. Ich suche die Karteikarten der Patienten für die nächsten Tage heraus und sage allen ab. Die meisten geben sich mit meiner vagen Erklärung von einem »Notfall in der Familie« zufrieden und sind taktvoll genug, nicht weiter in mich zu dringen. Nur eine Frau jammert und sträubt sich, weil sie doch nun »schon so lange auf einen Termin wartet«. Sie lässt sich nicht abwimmeln, bis mir der Kragen platzt und ich ins Telefon brülle: »Meine Tochter liegt mit Krebsverdacht im Krankenhaus. Reicht ihnen das als Grund?«

Nachdem ich den Hörer aufgeknallt habe, kommen endlich die Tränen. Ich lege den Kopf auf die kühle Schreibtischplatte und heule mir die ganze Anspannung und den Frust der letzten zwei Tage von der Seele.

Das Weinen tut mir gut. Es befreit und gibt mir neue Kraft. Ich will und ich muss jetzt stark sein für Barbara. Deshalb gehe ich auch mit dem guten Vorsatz ins Bett, gleich zu schlafen, damit ich morgen wieder fit bin für mein Kind. Doch dann liege ich die halbe Nacht wach und quäle mich wieder mit der Frage »Warum? Warum mein Kind?«

Bei geschlossenen Augen überschlagen sich die Gedanken, und ich finde tausend mögliche Gründe für Barbaras Krankheit.

War es die Scheidung von ihrem Vater vor sechs Jahren? Wir haben uns in aller Freundschaft, wie man so schön sagt, getrennt. Es gab keinen Rosenkrieg. Barbara sieht ihren Papa, wann immer sie will, und auch zu den Ex-Schwiegereltern haben wir ein gutes und vertrautes Verhältnis.

Oder hat ihr meine letzte und von Anfang an unglückliche Beziehung zu Alex so geschadet? Eine Beziehung, in der ich mich von Anfang an abgelehnt fühlte, weil ich geschieden war – egal wie sehr ich mich verbog, mich bemühte, »richtig« zu sein. Vier Jahre lang erlebte mein Kind eine Mutter, die nicht zu sich selbst stand und die mit ihren Anpassungsversuchen signalisierte: »Ja, ich bin nicht gut genug, aber ich will alles tun, um gut genug zu werden.« Warum habe ich nicht früher begriffen, dass Alex es nie schaffen wird, zu unserer Liebe zu stehen, weil ihm bürgerliche Konventionen und die Ansichten anderer Menschen aus seinem Umfeld wichtiger waren als sein Glück?

Hat Barbara mitbekommen, dass ich manchmal mutlos, verzweifelt, ja fast depressiv war?

Ich muss mir eingestehen, dass ich meinem Kind in den letzten Jahren nicht gerade ein Vorbild war im Sinne positiver Lebenseinstellung.

Wann haben wir eigentlich zuletzt etwas spontan unternommen?

Hätte ich ihren Wunsch, ins Internat zu gehen, als »Hilfeschrei« werten müssen?

Sind wir zu oft umgezogen?

Habe ich versäumt, ihr zu zeigen, wie schön das Leben ist? Dass man zu sich selbst stehen muss, sich selbst lieben muss, um glücklich zu sein?

Dazu quält mich der Gedanke, wie mir Barbaras Leiden so lange verborgen bleiben konnten.

Warum hat mir das Kind nicht schon längst ihren ganzen Kummer anvertraut?

Wie schlimm muss es für sie gewesen sein, diese Last so lange mit sich allein herumzuschleppen?

Warum hat sie das nur getan?

Haben wir uns entfremdet?

Mit dem Gedanken: »Egal, wie schwierig die nächsten Monate sein werden, ich muss Barbara zeigen, wie schön das Leben sein kann«, schlafe ich endlich ein.

JULI 2002

Montag, 1. Juli 2002

Barbara

Duschen! Ich will und muss duschen. Nach dieser fürchterlichen Nacht ohne Mama, voller Angst und schlechter Träume, brauche ich heißes Wasser und duftende Seife.

Es kostet mich so viel Kraft, aus dem Bett zu steigen. Meine Beine wollen mir nicht mehr gehorchen. Mama merkt wohl, wie schwach ich bin, und hakt mich resolut unter.

»Auf geht's!«, ermutigt sie mich betont fröhlich. Wir schleppen uns samt Infusionsständer den Gang entlang zu dem Gemeinschaftswaschraum der allgemeinen Kinderstation.

Dort versuche ich, meine Schlafanzugjacke aufzuknöpfen. Meine Finger zittern. Ich bin erschöpft von dem endlos erscheinenden Weg. Ein hilfloser Blick zu Mama. Mit einem Lächeln öffnet sie mir mit der einen Hand die widerspenstigen Knöpfe, während sie mich mit dem anderen Arm abstützt, damit ich nicht zusammenklappe. Auch wenn sie so tut, als wäre es selbstverständlich, einer Zwölfjährigen beim Ausziehen zu helfen. Ich bin entsetzt.

Auch die Hose kann ich nicht allein ausziehen, weil es unmöglich ist, auch nur zwei Sekunden auf nur einem Bein zu stehen. Gestern konnte ich das noch. Geht es jetzt so rapide abwärts? Zu Ende? Schnell verdränge ich diesen unangenehmen Gedanken.

Mir ist das alles so peinlich vor Mama. Hoffentlich glaubt sie jetzt nicht, ich lasse mich gehen. Benehmen tut sie sich, als wäre alles ganz normal. Nichts Ungewöhnliches an dieser für mich erniedrigenden Situation.

Dann hebt mich Mama in die Badewanne und hält mir den Duschschlauch, während ich mich mit der freien Hand einseife. Was für ein Krampf!

Zwanzig Minuten später liege ich frisch duftend, aber völlig erledigt von dieser Anstrengung wieder in meinem Bett. Aber Ausruhen ist nicht drin. Eine Schwester kommt mit einem Rollstuhl ins Zimmer. »Du wirst unten im Röntgenlabor erwartet«, strahlt sie. Und mit einem Kopfnicken in Richtung Rollstuhl: »Deine Mutter kann dich hinfahren!«

Warum hat sie mir den nicht schon früher gebracht?

Mama

Bisher habe ich immer gedacht, einen Rollstuhl zu schieben sei einfach. Aber wenn ein hysterisches Kind darin sitzt, das panisch auf seinen Infusionszugang starrt und dauernd: »Vorsicht! Aua! Das tut so weh, wenn der Schlauch wackelt!« schreit und jammert, dann kommt man ins Schwitzen. »Für diese Fuhre brauche ich einen Führerschein, und den habe ich nicht«, keuche ich verzweifelt. »Wo ist hier ein Fahrlehrer!«, versuche ich zu witzeln und bringe Babsi damit tatsächlich zum Lachen.

Wie schön! Mein schwerkrankes Mädchen entwickelt Galgenhumor. Eigentlich brauche ich eine dritte Hand, um Rollstuhl inklusive Infusionsständer zu manövrieren. Wo bleibt nur mein Exmann?

Mit Kraft und langsam wachsender Geschicklichkeit lenke ich meine kostbare Fracht durch die unübersichtlichen Gänge der Klinik, rein in den Aufzug und wieder raus – ein Kraftakt. Durch Kellergänge bis zum Röntgenlabor. Als wir Raum R04 endlich gefunden haben, bin ich nassgeschwitzt.

Die Fahrt zum Röntgen im Rollstuhl wird dank Mama ziemlich lustig. Zuerst habe ich Angst wegen des Infusionsständers, der auch noch mit muss. Aber ich merke schnell, dass ich den Schlauch nur festzuhalten brauche, damit er an meinem Zugang nicht wackelt und mir weh tut. Ab diesem Moment ist es egal, wie sehr Mama mit Ständer und Rolli herumeiert. Der in meinem Handrücken steckende Infusionsschlauch ist ruhig gestellt. Es ist schon komisch, wie Mama sich abmüht, und ich kann mir ein Kichern nicht verkneifen. Nein ich bin nicht schadenfroh – nur glücklich, dass sie bei mir ist.

Kurz nach unserer per Rollstuhl schon recht professionellen Rückkehr in mein Zimmer ist Visite. Acht Menschen in Weiß bevölkern plötzlich unser sowieso schon enges Krankenzimmer. Wenn ich nicht so schlapp wäre, wäre ich bestimmt beeindruckt. Oberarzt Dr. Karsten Stahnke, lese ich auf dem Namensschild an seinem Kittel, während der fremde Mann mich abtastet. Meinen Hals, meine Achselhöhlen – gut, dass ich geduscht habe – meinen Bauch und meine Leisten. Er sagt nicht viel, und mir ist das recht. Als er fertig ist, sieht er mich ernst an: »Du kommst heute auf meine Station. Das ist Station 6, die Kinder-Krebsstation.« Noch bevor ich das ganz begriffen habe, fährt er lächelnd fort: » Dort haben wir ein eigenes Zimmer für dich und deine Mama.«

Sehr tröstlich!

Mama und ich sehen uns an. »War doch klar, warum haben die so lange dafür gebraucht?«, sagt mein Blick und Mama nickt mir unmerklich zu.

Es ist kein Schock für uns. Wir wissen, dass ich Krebs habe, seit wir bei Dr. Geiger waren. Nur das letzte Fünkchen Hoffnung, dass es vielleicht doch nur eine Infektion sein könnte, ist jetzt weg.

»Kommen sie einen Moment mit mir nach draußen«, fordert Dr. Stahnke Mama auf, als er umringt von seinen Helfern in Weiß das Zimmer verlässt. Mir ist das egal. Mama wird mir später alles erzählen. Und ich weiß, dass sie mir die Wahrheit sagen wird.

Mama

Als ich mit Dr. Stahnke aus Barbaras Zimmer komme, sehe ich Klaus, Barbaras Vater, der sie gerade besuchen will. Ich winke ihn heran, während der Arzt einen Assistenten anweist, uns Barbaras Röntgenbilder von heute morgen zu zeigen. Der dunkelhäutige junge Arzt nimmt uns mit in ein Besprechungszimmer und zeigt uns dort die Aufnahmen, die heute morgen von Barbaras Lunge gemacht wurden. Ich sehe einen großen Tumor im Mittelfeld zwischen den beiden Lungenlappen und zwei weitere auf jedem Lungenflügel. »Jesus, so schlimm! Diese Lymphome sind ja so groß wie Tischtennisbälle!«, entfährt es mir entsetzt. Dabei hatte ich mir vorgenommen, den Ärzten gegenüber bei Besprechungen wegen Barbaras Krankheit professionell aufzutreten.

»Dank Blutbild und Röntgenaufnahmen wissen wir jetzt, dass ihre Tochter Krebs hat. Für eine genaue Diagnose werden jetzt eine Reihe von Untersuchungen und Eingriffen nötig, für die wir ihre Einwilligung brauchen«, erklärt uns der nette, dunkelhäutige Arzt.

»Knochenmarkpunktion«, sage ich tonlos. Er nickt, schiebt uns ein Formular zur Unterschrift über den Tisch und nennt den Termin: »Heute Nachmittag!«

Man kann zumindest sagen, dass sie keine Zeit verschwenden.

Jetzt brauche ich erst mal eine Zigarette. Ich muss mich sammeln, um meine positive Ausstrahlung nicht zu verlieren. Barbara kennt mich gut. Wenn sie merkt, dass ich niedergeschlagen und betroffen bin, bekommt sie Angst, und Angst macht die Seele kaputt. Also flüchte ich vom Klinikgang auf den Balkon und verschlinge zwei Zigaretten, während Klaus stumm neben mir steht, wie zur Salzsäule erstarrt. Ich kann ihn nicht trösten.

Zurück bei Barbara versichere ich mich erst, dass es ihr gut geht. Sie liegt da und versucht sogar ein kleines, verunglücktes Lächeln, als sie uns sieht.

Es ist so ruhig hier. Antonio hat seinen Fernseher leise gestellt. Als ich mich überrascht umsehe, begegne ich dem teilnahmsvollen Blick von Laras Mutter. »Ja«, gehe ich in die Offensive, »es ist wohl was Ernstes mit Barbara – Krebs.« Da! Ich habe es ausgesprochen, und es ist mir nicht schwer gefallen.

Die fremde Mutter kommt auf mich zu und nimmt meine Hand. »Es tut mir so Leid«, flüstert sie und sieht mich dabei so mitleidig an, dass mir Tränen in die Augen schießen.

Vor dem Arzt habe ich versucht, professionell mit der Diagnose umzugehen. Aber jetzt wird mir ganz mulmig. Ich muss mich zusammennehmen. Sprechen kann ich nicht mehr. Deshalb drücke ich nur dankbar die Hand der fremden Mutter und versuche, mich zusammenzureißen.

Barbara darf keine Mutlosigkeit an mir bemerken. Nur Glaube und Zuversicht. Also setze ich ein, wie ich hoffe, strahlendes Lächeln auf und wende mich mit den Worten »Wir schaffen das schon!« wieder Barbara zu.

Barbara

Endlich ist es amtlich. Ich komme auf die Kinder-Krebsstation. Endlich raus aus diesem engen Raum mit den nervigen Kleinkindern. Fast bin ich erleichtert, dass die Ärzte hier nun auch endlich gecheckt haben, was wir bereits seit Freitag wissen. Jetzt wird alles besser, denn jetzt wird mir geholfen. Daran glaube ich.

Mama und Papa berichten von ihrem Gespräch mit dem Arzt. »Sie gehen davon aus, dass es Morbus Hodgkin ist, es könnte aber auch Leukämie oder eine andere Krebsart sein. Deshalb müssen in den nächsten Tagen noch viele Tests gemacht werden«, bereitet Mama mich vorsichtig auf den mir bevorstehenden Untersuchungsmarathon vor. »Und heute Nachmittag wollen sie bereits die Knochenmarkpunktion machen.«

Ob ich das noch überstehe? Ich bin so müde und schlapp. Sogar für die Angst braucht man Energie, aber meine Reserven sind aufgebraucht. Mir ist egal, ob ich sterbe. Das Verstellen hat mich so viel Kraft gekostet. Tot zu sein, kann nicht schlimmer sein, als diese totale Erschöpfung. Ich will nicht weiter gequält werden. Und schon gar nicht operiert.

Ich fühle mich zu schwach, diese Gedanken laut auszusprechen. Aber weil Mama mich gut genug kennt, redet sie beruhigend auf mich ein: »Keine Sorge, Babs, das ist gar nicht schlimm. Ich komme mit in den OP und bleibe während der ganzen Prozedur bei dir.«

»Versprochen?«

Meine Stimme ist so schwach wie ich mich fühle. Mama nickt. Am liebsten hätte ich auch Papa dabei, aber ich weiß, der würde bei dem Eingriff umkippen. Wie gut, dass Mama in ihrer Ausbildung zur Physiotherapeutin auch an Operationen teilgenommen hat. Sie schafft das.

Meine armen Eltern! Sie wollen mit mir kämpfen, und sie sind für mich da. Ich schäme mich für meine Todessehnsucht. Ich kann nicht gehen. Ich kann Mama doch nicht allein lassen.

Mittags werde ich abgeholt. Ein Pfleger schiebt mich im Rollstuhl Richtung Operationssaal. Diesmal muss Mama nur den Infusionsständer schieben. Sie kann das schon mit einer Hand. Die andere hält meine zittrige, feuchte Rechte.

Im Vorraum zum OP hebt mich der Pfleger auf eine fahrbare Liege. Dann kommt ein Mann im grünen Kittel, der mir in meinen Infusionszugang ein Mittel spritzt. »Keine Angst, ich bin da«, höre ich Mama noch flüstern. Dann bin ich weg.

Mama

Einfach war es nicht, den Oberarzt davon zu überzeugen, mich bei der Knochenmarkpunktion von Barbara dabei sein zu lassen. Und obwohl ich sonst immer die Vernünftige bin, die Diplomatin und Einlenkerin vor dem Herrn, habe ich mich diesmal ganz unmissverständlich durchgesetzt: »Ich habe es meinem Kind versprochen! Und ich werde dabei sein!«

Ich habe Dr. Stahnke gesagt, dass ich Physiotherapeutin bin und während meiner Osteopathie-Ausbildung sogar Leichensezierkurse belegt hatte. Mundschutz, Kittel, Gerätschaften, das ist meine Welt. Natürlich ist das alles anders, wenn es um das eigene Kind geht, aber »dann gucke ich halt weg, wenn es mir zu nahe geht!«, zerstreue ich seine Bedenken.

Endlich gibt er seine Zustimmung, vermutlich nur, damit ich endlich aufhöre zu reden. Egal! Hauptsache ich kann mein Versprechen halten.

Der Eingriff ist Routine für das Team, und ich bin froh, als es vorbei ist. Gedankenverloren folge ich dem Pfleger, der Barbara in ihrem Bett über den Gang schiebt. Hoffentlich ist das Knochenmark noch nicht befallen. Wie soll ich dann noch meine Hoffnung auf Barbaras Genesung aufrechterhalten?

Zielstrebig steuert der Pfleger auf Barbaras altes Zimmer zu, wo Klaus immer noch geduldig ausharrt. Wir hatten so gehofft, Barbara könne bereits in ihrem neuen Zimmer aufwachen. »Das dauert leider noch, wird wohl Abend werden mit dem Umzug«, tröstet mich die Schwester, die ich darauf anspreche.

Sie schließt Barbara an ein Pulsmessgerät und weitere Überwachungsapparaturen an. »Sie wird noch eine Weile schlafen«, sagt sie. »Warum gehen sie nicht ein paar Minuten an die frische Luft?«

Gute Idee! Ich gönne mir eine Rauchpause, aber nur, weil ich weiß, dass Klaus da ist. Barbara soll nicht allein aufwachen.

Als ich zurückkomme, sehe ich den zweiten Oberarzt der Station, Dr. Classen, lachend und kopfschüttelnd aus Barbaras Zimmer kommen. »Das glaubt uns keiner!«, höre ich ihn zu der Schwester sagen, die ihn begleitet. Das er von Barbara spricht, wird mir erst klar, als ich das Zimmer betrete.

»Hallo Mama!«, lallt mein schwer krankes Kind gut gelaunt. Sie sitzt aufrecht in ihrem Bett, grinst über das ganze Gesicht und wackelt wie betrunken mit dem Kopf. »Ich sehe vier Mamas«, krakelt sie übermütig und versucht zu zählen. »Einssss, sweiiiii, dreiii …. welche ist denn jetzt die echte Mama? Egal, komm her, ich will euch alle umarmen!«

Meinen verdutzten Blick zu Klaus beantwortet dieser nur mit einem Schulterzucken. »Mama, mir geht es bllllendend, fannnntastisch – so gut wie schon lange nicht mehr. Ich könnte Bäume ausreißen! Schau mal!«, schreit Barbara und steht zur Bestätigung in ihrem Bett auf. Behangen mit Schläuchen fängt sie zu meinem Entsetzen an, im Bett auf und nieder zu springen, wie sie es früher immer tat, als sie noch klein war.

Die Apparate an ihrem Bett piepsen und tuten und die elektronischen Anzeiger schlagen um sich wie wild. »Barbara, bist du verrückt geworden? Vorsicht mit deinen Schläuchen! Die Geräte halten das nicht lange durch«, versuche ich sie zur Vernunft zu bringen. Mit einem Satz lässt sie sich mit voller Wucht zurück in Sitzposition auf ihr Bett niederkrachen, wackelt und wiegt sich da aber weiter, als wäre das Spektakel der Apparaturen irgendeine fetzige Musik, die sie total antörnt.

So habe ich mein Kind noch nie erlebt. Ist sie etwa betrunken? Was haben die ihr da bloß für eine Betäubung gegeben? Wodka statt Narkosemittel?

Barbara ist in Hochform. Sie reißt Witze und kalauert herum, dass sich alle im Zimmer schieflachen mit ihr. Sie singt, kichert und wackelt mit ihrem Zeigefinger in der Luft herum, an dem die Sensoren des Pulsmessgerätes befestigt sind. »Hey, ich bin E.T.«, schreit sie begeistert. »Guck mal, Mama!« Sie hebt ihren Finger mit der Klammer daran und ahmt den berühmten kleinen Außerirdischen nach: »E.T. will nach Hause!«

In den anderen Kindern und deren Müttern im Zimmer hat sie dankbare Zuschauer gefunden. Barbara steht im Mittelpunkt, hat, wie so oft, eine Bühne gefunden. Und wenn es nur das Bett ist.

Als sie einen Moment stillsitzt und in die Luft starrt, wahrscheinlich nur, um sich weitere Verrückheiten zu überlegen, um uns zu unterhalten, werden auch die vom Messgerät aufgezeichneten Pulstöne erheblich langsamer. Sie starrt entsetzt auf den Apparat und fragt mich: »Mama, wenn das Ding hier jetzt stehen bleibt, bin ich dann tot?«

»Sorg einfach dafür, dass dein Puls nicht zu sehr abfällt, los, Bewegung ist angesagt!«, steige ich auf ihre übermütige Stimmung ein.

»Ok, kein Problem, Mama!«, lallt sie, immer noch mit belämmertem Grinsen auf dem Gesicht. Sie fängt wieder an, sich zu unhörbarer Musik, die anscheinend nur in ihrem Kopf dröhnt, zu wiegen. Dann singt sie los: »Wackel, wackel, wackel, für die Pulsmaschine!« und schwingt ihren E.T.-Finger durch die Luft wie ein geadeltes Schwert beim Fechten.

Unsicher, ob dieser Unsinn ihr oder den Geräten schadet, drücke ich auf den Rufknopf für die Schwester. Sie erfasst die Situation sofort und deutet meine besorgte Miene richtig. »Ach, das haben wir öfter nach Knochenmarkpunktionen. Die Kinder bekommen dafür nur eine Kurznarkose, die bewirkt, dass sie keine Erinnerung mehr haben. Dafür aber vorübergehende Wahrnehmungsstörungen. Das Mittel wirkt wie eine rosarote Brille, aber meist nicht länger als eine Stunde nach dem Eingriff. Viel Spaß noch!«, wünscht sie uns und verabschiedet sich mit einem Kopfnicken in die Runde. Und tatsächlich, nach etwa einer Stunde ist der Spuk vorbei. Barbara schläft von einem Moment auf den anderen völlig erschöpft von all der Anstrengung ein.

Barbara

»Hey, wir dürfen umziehen!«, flüstert mir Mama ins Ohr. Habe ich etwa geschlafen? Wo bin ich? Erst als ich die Augen öffne, weiß ich es wieder. Natürlich, immer noch in diesem schrecklichen Zimmer auf Station 4.

Papa quält sich gerade mit unseren Taschen zur Tür hinaus. Jetzt bin ich hellwach. »Was, wirklich? Ziehen wir jetzt wirklich um?«

»Ja«, grinst Mama und deutet einladend auf den Rollstuhl, der bereits an meinem Bett steht.

Beim Aufrichten merke ich, dass ich Muskelkater habe, als hätte ich gerade ein Straf-Zirkeltraining im Sportunterricht absolviert.

Mit Mamas Hilfe lasse ich mich in den Rollstuhl rutschen. Ich bin richtig aufgeregt.

Auf Station 6 werden wir von Schwester Sandra in Empfang genommen. Schon der Eingang zu diesem Trakt des Krankenhauses ist bunt. Viele fröhliche Window-Colour Bilder versperren die Sicht durch die Glastür auf den Gang. An den Wänden im Gang hängen viele Zeichnungen von Kindern, von abstrakten Gemälden bis hin zu den krakeligen Erzeugnissen der ganz kleinen Patienten, die meist Ärzte, Krankenschwestern und immer wieder ein Kind im Krankenbett mit roten Infusionen zeigen. Will ich das wirklich sehen? Wir fahren auf ein überdimensionales Glücksrad zu. Erst beim Näherkommen erkenne ich drei als Drehscheiben übereinander gelegte, runde Holzplatten, die voll sind mit Fotos von Ärzten und Schwestern. »Hier siehst du alle Ärzte und Schwestern, die auf dieser Station arbeiten«, erklärt Schwester Sandra, »und die roten Pfeile hier links zeigen euch immer an, wer gerade im Dienst ist.« So viele Menschen arbeiten auf dieser nicht sehr groß anmutenden Station? Ich kann es kaum glauben, aber zu Fragen bin ich nicht aufgelegt. Wir fahren an mehreren Zimmern vorbei, auf denen eine rote Tafel warnt: »Infektionsgefahr! Strenge Hygiene! Schutzkittel, gründliche Hände-Desinfektion. Bitte Türe schließen!«.

Schwester Sandra erklärt, dass jedes Zimmer hier einen Namen hat. »Janosch«, lese ich an einer Tür und an der nächsten »Susi und Strolch« und »Do sama daham«.

»Und das hier ist das ›Freunde‹-Zimmer. Das ist für dich!«, sagt sie und hält die Tür auf. Wir müssen durch einen Vorraum mit Waschbecken und dann durch eine weitere Tür ins eigentliche Zimmer. Es ist kleiner als das Dreibettzimmer, aus dem ich komme, scheint aber viel geräumiger, da nur ein Bett am Fenster steht. Ein Stuhl vor einer Regalwand mit eingebautem Tisch und Schrank. Die Regale sind leer bis auf einen schnuckeligen, kleinen Fernseher.

Hurra, jetzt kann ich endlich die Sendungen anschauen, die mir gefallen. Neben dem Bett steht eine quietschgelbe Sonnenliege. Soll Mama etwa darauf schlafen?

Schwester Sandra bemerkt meinen fragenden Blick und erklärt: »Vielleicht mag sich deine Mama tagsüber auch mal ausruhen. Für nachts haben wir ein Klappbett für Mama, das ist unter deinem Bett verstaut.«

Aha!

An der gegenüberliegenden Wand steht ein Schrank, und daneben führt eine Tür ins Badezimmer. Ich atme erleichtert auf. Gemeinschaftsdusche ade, wir haben unsere eigene Nasszelle mit Toilette.

Als ich dank Mamas Hilfe endlich in diesem Bett liege, sehe ich mich neugierig um. Neben mir steht natürlich mein treuer Begleiter, der Infusionsständer, aus dem schon wieder irgendetwas in mich hineintropft. An meinem Fenster kleben bunte Blumen, Schmetterlinge, Marienkäfer und was sonst noch kreucht und fleucht auf bunten Sommerwiesen. Alles hergestellt mit Window-Colours, wahrscheinlich hergestellt von meinen Vorgängern in diesem Raum.

Aus dem Fenster kann ich die Spitze des Ulmer Doms sehen. Mein Blick wandert zum weißen Vorhang mit den bunten Dreiecken drauf. Und dann sehe ich es: »Iiihhh-gitttt, Mama, schau dir das an, da klebt Blut an dem Vorhang!«, rufe ich entsetzt. Mama lässt die Wäsche fallen, die sie gerade in den Schrank räumen will und kommt nachsehen.

»Ach, Barbara, diese klitzekleinen, braunen Flecken, das kann alles mögliche sein, stell dich nicht so an!«, sagt sie. Aber ich bin außer mir vor Angst und Ekel. »Nein, ich weiß genau, dass das Blut ist. Blut von anderen Kindern, die in diesem Zimmer mit Nadeln gequält worden sind. »Mach das weg, Mama, bitte, mach den Vorhang weg, ich kann da nicht hinsehen!« Mama verdreht die Augen, aber sie tut, worum ich sie bitte. Sie schlingt den langen Vorhangschal um meine Bettstange am Kopfende, sodass ich die Blutflecke nicht länger vor meiner Nase habe, wenn ich aus dem Fenster sehen will.

Das erste Abendessen auf Station 6. Ich habe keinen Appetit. Bei der nächsten Hustenattacke kommt sowieso wieder alles hoch. Mama isst ein bisschen Brot und Wurst, ich trinke nur Tee.

Dann mache ich den Fernseher an. »Verbotene Liebe« entführt mich in eine Welt der Normalität. Ohne Krankenhaus, ohne Spritzen, Untersuchungen und Operationen. Ich will weder über meine Krankheit nachdenken, noch über die nächste Nacht, die bestimmt wieder furchtbar wird. Nur heute Nacht ist Mama bei mir. Sie wird auf mich aufpassen, und ich werde nicht sterben, solange sie da ist.

»Morgen früh, wenn Gott will, wirst du wieder geweckt!« Ich hasse dieses Kinderlied, das mir jeden Abend durch den Kopf spukt, seit es mir so schlecht geht.

Warum soll Gott nicht wollen, dass ein Kind am nächsten Tag wieder aufwacht? Was ist das nur für ein Gott? Oder sollte ich fragen: Was ist das nur für ein Lied?

Mama

Ich sitze auf dem Balkon von Station 6, rauche und führe ein Zwiegespräch mit Gott: »… und wenn es denn sein muss, dass du mir mein geliebtes Kind nimmst, dann lass es bitte schnell gehen!« Kaum zu Ende gedacht, erschrecke ich über meinen Egoismus. Was bin ich nur für eine Rabenmutter. Immer denke ich nur an mich. Ob ich es ertragen kann, sie leiden zu sehen, und wie sehr ich leiden werde, wenn ich mein Kind verliere.

Hier geht es um Barbara, verdammt noch mal! Mental leiste ich Abbitte vor Gott.

Egal, wie ihr Weg aussieht, ich werde ihn mit ihr gehen, ob es lange dauert oder kurz, ob sie zurückfindet ins Leben oder ob sie mich verlassen will, ich will, muss und werde da sein.

Mein Platz ist hier an ihrer Seite. Unser Alltag ist weit weg, unwichtig geworden. Essen, Kochen, Einkaufen, meine Patienten, unser Haus, Geld – alles egal. Nur der Augenblick zählt. Jeder Moment, den ich mit meiner Tochter noch verbringen darf, ist wichtig.

In dieser Nacht bin ich gefordert wie kurz nach Barbaras Geburt. Nur, dass ein Baby andere Bedürfnisse hat als ein schwer krankes Kind. Ihre Hustenanfälle enden fast immer mit Erbrechen. Sie hat hohes Fieber und schwitzt ihre Pyjamas schneller durch als ich sie ihr wechseln kann. Kaum bin ich auf meiner unbequemen Liege wieder eingeschlafen, piepst eine der Infusionen, die auch nachts durchlaufen müssen, weil sie leer ist. Barbara wird so laufend mit Wasser, Nährstoffen und Antibiotika gegen das Fieber versorgt.

Mehrmals in dieser Nacht ziehe ich zusammen mit der Nachtschwester Barbaras Bett ab. Unser Vorrat an Nachtwäsche reicht nicht aus, wir müssen uns mit Kliniknachthemden behelfen. Bis zum nächsten Hustenanfall.

Morgen werde ich Klaus zum Einkaufen schicken. Wir brauchen einen Stapel neuer Schlafanzüge.

Dienstag, 2. Juli 2002

Barbara

Ich sehe fern: »Dr. Stefan Frank.« Der heilt alle seine Patienten. Ob man sich den als Privatpatient auch als behandelnden

Arzt wünschen darf? Er und seine vorbildlich leidenden und dann meist genesenden Patienten sind eine willkommene Ablenkung für mich. Zu blöd, dass jetzt schon wieder die Visite kommt. Warum kommen die immer, wenn ich erfolgreich in eine Scheinwelt abgetaucht bin?

Sie reden, und ich höre nicht zu. Was ich wissen muss, erzählt mir Mama später.

Aber heute löst sich eine Frau mit braunen Haaren und freundlichen Augen aus dem Pulk der Weißkittel und streckt mir die Hand entgegen: »Hallo, ich bin Anja, die Erzieherin. Hier auf der Station bin ich für die Beschäftigung unserer jungen Patienten zuständig«, stellt sie sich vor. Sie erzählt, dass es ein großes Spielzimmer auf der Station gibt, wo man sich Spiele und Bücher ausleihen kann. »Außerdem gibt es immer wieder mal Bastelkurse, vielleicht hast du ja Lust, einen mitzumachen, Barbara«, versucht sie mich zu locken. Ich bin nicht interessiert, versuche aber trotzdem ein höfliches Lächeln.

»Vielleicht«, nuschle ich vage. Nur, um sie los zu werden.

Während der Arzt meine Daten studiert, bleibe ich mit einem Auge und doppelter Aufmerksamkeit bei »Dr. Stefan Frank«. Die Geschichten seiner Patienten finde ich viel spannender als meine eigene Krankengeschichte.

Erst als ich »Operation« und »Lymphknoten entfernen« höre, versuche ich, den Ausführungen des Arztes zu folgen. Ich bemühe mich wirklich, aber er redet so schnell und schmeißt mit so vielen Fachausdrücken um sich, dass mir ganz schwindelig wird. Einen Hickman wollen sie mir legen. Toll, und was ist das?

Mein Herz klopft schon wieder vor Angst. Tausend Fragen schießen mir durch den Kopf, aber vor dieser Ansammlung an Medizinern und Schwestern bringe ich keinen Ton heraus.

Noch eine Operation! Wann? Wie? Und warum? Wird Mama wieder bei mir sein dürfen? Wenn die so weiter machen, werde ich den Beginn der Chemotherapie nicht mehr erleben. Ich glaube nicht, dass Gott noch lange will, dass ich »morgens früh wieder geweckt« werde.

Mein Gesicht bleibt bei all diesen Gedanken eine unbeteiligte Maske. Darin bin ich gut. Die vielen Schauspielkurse waren nicht umsonst. Scheinbar ruhig und gelassen verfolge ich die Ausführungen des Stationsarztes. Nur Mamas besorgter Blick zu mir verrät, dass sie weiß, welcher Aufruhr schon wieder in mir tobt.

Kaum ist der letzte weiße Kittel zur Tür hinaus verschwunden, überfalle ich Mama mit Fragen: »Was wollen die? Warum muss ich noch einmal operiert werden? Wann werden sie mir endlich helfen, anstatt dauernd an mir herumzuschnibbeln?« will ich wissen.

»Ganz ruhig«, beschwichtigt mich Mama und fährt mir mit der Hand über das Haar. »Nicht anfassen! Bitte! Bitte, fass mich nicht an, mir ist so heiß! Entschuldige bitte, es tut mir Leid, aber ich habe das Gefühl, ich löse mich auf vor Hitze. Ich halte es nicht aus, berührt zu werden.« Mama sieht mich leicht befremdet an, lässt aber ihre Hände sinken, die gerade nach meiner Hand greifen wollen.

Dr. Frank flimmert weiter über die Mattscheibe, aber jetzt interessiert mich das nicht mehr. »Bitte, erzähl mir, was die mit mir vorhaben«, jammere ich weinerlich.

Sie erklärt mir, dass mir am Donnerstag ein Lymphknoten entnommen werden muss. Nur so können die Ärzte ganz sicher sein, welchen Krebs ich habe.

»Und wo wird der entfernt? Wirst du wieder bei mir sein?«

»Wahrscheinlich nehmen sie den Knoten aus der Halsbeuge. Und sie wollen dir einen Katheter legen, damit du nie wieder gestochen werden musst.«

Nie wieder Spritzen! Das klingt toll, aber was ist ein Katheter, und wer ist dieser Hickman, von dem Dr. Classen gesprochen hat? »Der Katheter ist ein Schlauch, der funktioniert wie einen Zapfhahn. Die Ärzte können daraus Blut abzapfen, Infusionen anschließen und Medikamente hineinpumpen, ohne dass sie dich dafur stechen müssen. Das eine Ende liegt in einer Vene, die Blut zum Herzen transportiert, und das andere Ende ragt am Bauch aus deinem Körper heraus«, erklärt Mama vorsichtig. Dieses Ding wurde von einem Arzt namens Hickman erfunden, und man hat diesen Katheter nach ihm benannt.

Ich bin entsetzt. »Aber, wenn ein Schlauch aus meinem Bauch herausschaut, verblute ich doch!«

»Nein, das passiert nicht«, versucht Mama mir dieses medizinische Phänomen begreiflich zu machen. »Der Schlauch wird in eine tief sitzende Halsvene eingeführt und von deinem Blut bis zum Herzen transportiert. Das obere Ende, das aus der Vene herausschaut, wird unter der Haut bis zum Oberbauch entlanggeführt und kommt dort dann nach draußen. Das Blut fließt in die andere Richtung und kann nur aus dem Schlauch herausgesaugt werden.«

Das klingt alles sehr kompliziert, aber wenn Mama das sagt, dann wird es schon stimmen. Und wenn dieser Hickman mir in Zukunft die Spritzen erspart, soll es mir recht sein, für eine Weile mit einem Schlauch auf meinem Bauch herumzulaufen.

»Wirst du wieder bei mir bleiben?«, will ich noch wissen. »Natürlich begleite ich dich bis zum Operationssaal, und ich werde auf dich warten, aber dabei sein darf ich diesmal nicht. Hast du bei der Visite mal wieder gar nicht zugehört?«, schimpft Mama, ohne dabei wirklich böse zu sein.

»Ist für mich doch nur medizinisches Kauderwelsch«, verteidige ich mich schnell.

Gegen 14 Uhr kommt Papa, und Mama nutzt die Gelegenheit, sich von Schwester Sandra über die Station führen zu lassen. Eigentlich sollte ich in meinem Rollstuhl mitkommen, aber ich habe keine Lust, dieses Zimmer zu verlassen.

Seit ich hier auf der »Onko« liege, fühle ich mich besser. Nicht gesundheitlich, aber mental. Gut aufgehoben und versorgt. Es bleibt kaum Zeit, Angst vor meiner Krankheit aufkommen zu lassen oder mich gar damit auseinanderzusetzen. Ich habe genug damit zu tun, Untersuchungen und Blutabnahmen über mich ergehen zu lassen, mich vor der nächsten Spritze zu fürchten und den immer wechselnden Infusionszugang zu beobachten, denn ich hänge permanent am Tropf. Es kostet viel Konzentration, den jeweils betroffenen Arm so wenig wie möglich zu bewegen. Umständlich ist es auch, mit dem Infusionsständer in mein kleines Bad zu pilgern, sich zu waschen oder auf die Toilette zu gehen. Denn jede Berührung und jede Bewegung des Infusionsschlauches schmerzt am Zugang in meinem Arm.

Die ganze Station ansehen? Nein, danke!

»Mama, du erzählst mir dann alles, ok?«, schicke ich sie leichten Herzens weg.

Dann erzähle ich Papa von der bevorstehenden Operation am Donnerstag und von dem Katheter, den sie mir einpflanzen werden, damit ich nicht mehr gestochen werden muss.

Papa streicht mir mitleidig über die Wange und will meine Hand halten. Er sieht ziemlich fertig aus, versucht aber, es sich nicht anmerken zu lassen.

»Paps«, versuche ich ihn schonend auf meine Ablehnung von Körperkontakt vorzubereiten, »bitte nicht anfassen! Mir ist zumute, als stecke ich in einer siedend heißen Ritterrüstung aus Stahl, aus der ich nicht heraus kann. Mir ist so heiß, so unendlich heiß, und wenn mich jemand berührt, wird mir noch heißer. Erzähl mir lieber was vom Schützenfest und bitte nicht böse sein. Ich bin so froh, dass du da bist!«

Mama

Vorbei an den zehn Zimmern der Station 6, der Kinderkrebs-Station, führt mich Schwester Sandra über den L-förmigen Gang zuerst in die Küche.

Sie öffnet einen Schrank, der gut bestückt ist mit allen Arten von Frühstückszerialien. Dann zeigt sie mir den Kühlschrank. »Hier finden Sie immer frische Milch und andere Grundnahrungsmittel, im Gefrierfach Pizza und Pommes. Natürlich können sie auch eigene Lebensmittel hier deponieren. All diese Dinge müssen jedoch mit dem Namen und dem Datum versehen werden, an dem sie zum ersten Mal hier platziert worden sind. Der Kühlschrank wird einmal pro Woche komplett ausgeräumt, verderbliche Lebensmittel mit älterem Datum werden weggeworfen und alle Fächer gereinigt und desinfiziert.«

Die schwäbische Hausfrau in mir ist beeindruckt. »Der Kühlschrank wird einmal pro Woche geputzt?«, vergewissere ich mich ungläubig. »Ja«, erklärt Schwester Sandra,

»Schimmel und Keime können für unsere Kinder tödlich sein«.

Natürlich! Während der Chemotherapie haben die Kinder kaum Abwehrkräfte, da sind Hygiene und die Beachtung der Frische der Lebensmittel lebenswichtig.

»Sie können hier auch selbst für Barbara kochen«, sagt Schwester Sandra. Ich muss wohl ziemlich entgeistert geguckt haben, denn eigentlich sind wir bisher mit dem Klinikessen gut klargekommen. »Das wird wohl nicht nötig sein«, mutmaße ich, doch Schwester Sandra schüttelt den Kopf. »Während der Chemotherapie verlieren die Kinder meist ihren Appetit. Die Schleimhäute werden wund, der Geschmackssinn verändert sich. Da sind die Eltern froh, wenn das Kind mal den Wunsch nach einem Lieblingsessen äußert, egal zu welcher Tages- oder Nachtzeit. Aber diese Sonderwünsche können wir mit der Klinikküche nicht bedienen. Deshalb gibt es diese Küche!«, klärt sie mich auf.

Mir wird ganz schwach im Magen, wenn ich daran denke, was Barbara noch bevorsteht. Wortlos nicke ich zum Zeichen, dass ich verstanden habe. Schweren Herzens folge ich Schwester Sandra, um mir weitere Besonderheiten der Kinder-Onkologie erklären zu lassen.

Sie führt mich zur Gemeinschaftsecke, einer Nische, ausgestattet mit einem großen Tisch und gemütlichen Bänken. »Hier können die Eltern sitzen und miteinander reden, etwa wenn das Kind schläft. Jeden Donnerstag backen wir gemeinsam mit den Kindern, denen es gut geht, Kuchen für die Eltern. Der wird dann hier gemeinsam verzehrt.«

Ich erfahre, dass man sich hier auch um die Eltern und Geschwister der kranken Kinder kümmert. Es gibt ein Elternhaus für Familien, die weit weg wohnen, Kinderbetreuung für Geschwister unter 14 Jahren, die wegen der Ansteckungsgefahr keinen Zutritt zu dieser Station haben. Eine Abendveranstaltung, »Ulm bei Nacht«, ein Ausflug in die Altstadt, soll die Eltern der krebskranken Kinder für kurze Zeit dem Klinikalltag entreißen.

Zum Schluss zeigt mir Schwester Sandra noch das Spielzimmer. Ein bis zur Decke mit Spielen, Puppen, Lego, Playmobil sowie Laptops voll gestopfter Raum. Ein Paradies für Kinder und Jugendliche jeden Alters. Aber das Spielzimmer ist leer. Kein Kind weit und breit, obwohl alle Zimmer belegt sind, wie ich von Schwester Sandra weiß. Für mich ist der Anblick dieses leeren Raumes wie ein Schlag in die Magengrube. Ein weiteres, trauriges Zeichen dafür, dass hier wirklich schwer kranke Kinder liegen, denen die Lust am Spielen bereits abhanden gekommen ist. Auch Barbara liegt nur noch herum wie ein schwaches Vögelchen, und dabei steht ihr die Chemotherapie noch bevor. Trotz hochsommerlicher Temperaturen fröstelt mich plötzlich. Obwohl hier alles getan wird, damit Kinder sich wohl fühlen, lassen die Ruhe und die gespenstische Stille, die über der ganzen Station liegen, nur erahnen, was hier wirklich passiert.

Ich bin froh, dass Barbara nicht mitgekommen ist. Sie ist sehr feinfühlig, und die Abwesenheit von Kinderstimmen und Kinderlachen wäre ihr bestimmt spätestens hier im Spielzimmer aufgefallen. Genau wie mir.

Um 15 Uhr haben Klaus und ich einen Gesprächstermin bei Oberarzt Dr. Stahnke. Richterin Barbara Salesch sorgt dafür, dass sich Barbara nicht einsam fühlt.

Als wir dem Arzt in seinem Büro gegenüber sitzen, kommt er gleich zur Sache. »Barbara hat Metastasen im Blut, Lymphome, also Lymphknotentumore, und drei ziemlich große Tumore in der Lunge. Wir können noch nicht mit Sicherheit sagen, ob es Leukämie oder Morbus Hodgkin ist, aller Voraussicht nach jedoch ist es ein Hodgkin.«

Morbus Hodgkin, Lymphdrüsenkrebs. Heilungschancen bei Kindern ca. 80 Prozent rezitiert mein Gehirn das am Freitagabend noch schnell im Internet recherchierte Wissen über diese Krebsart.

»Und wann fangen Sie endlich an mit der Chemotherapie?«, fragt Klaus.

Dr. Stahnke erklärt freundlich, aber bestimmt, dass die richtige Chemotherapie für Barbara erst festgelegt werden kann, wenn feststeht, um welche Krebsart es sich handelt.

»Und wie lange soll das noch dauern? Jeder Tag ist ein verlorener Tag! Das Kind ist doch am Ende, oder sehen Sie das nicht?«, explodiert Klaus. Es ist die Angst um seine Tochter, die ihn so laut werden lässt.

Der Arzt beugt sich vor und sieht meinem Mann fest in die Augen. »Wir wissen, wie schlecht es Barbara geht, aber wir müssen den Feind in ihrem Körper genau kennen, bevor wir ihm zu Leibe rücken können. Wir verabreichen hier keinen Hustensaft. Jeder Krebs braucht seine eigene, in jahrzehntelanger Forschung ausgeklügelte Therapie.«

Dr. Stahnke wendet sich an mich: »Wir müssen in dieser Woche noch viele Untersuchungen durchführen. Dafür und auch für den Einsatz der Chemotherapie brauchen wir ihre schriftliche Einwilligung als Sorgeberechtigte.« Dann versichert er uns, dass ein paar Tage Wartezeit unerheblich sind, aber: »Wenn Barbaras Krankheit nicht behandelt wird, endet der Krankheitsverlauf mit Sicherheit tödlich!«

Musste das sein? Mein Magen rebelliert, und mir wird wieder voll bewusst, dass auf dieser Station auch Kinder sterben. Trotzdem hätte es diesen Satz nicht gebraucht, um unsere Einwilligung für die Behandlung von Barbara zu bekommen. Oder doch?

Muss und kann ich mein einziges Kind wirklich einer schulmedizinischen Therapie aussetzen, die ihren Körper mit Gift voll pumpen wird? Einem Gift, das Krebszellen zwar erwiesenermaßen abtöten kann, aber nicht muss. Keine Garantie! Die Chemotherapie kann aber auch unfruchtbar machen, gesunde Organe beschädigen oder zerstören, und in späteren Jahren andere Krebsarten auslösen. Auch darüber werden wir von Dr. Stahnke aufgeklärt.

Will ich wirklich diese chemische Keule für Barbara? Ist das mit all meinen Studien und dem Hang zur Ganzheitsmedizin, mit meiner Tendenz zum Spirituellen und zu alternativen Heilmethoden, überhaupt vereinbar? Verrate ich meinen bisher zelebrierten Glauben an die Naturmedizin?

Ich muss es tun! Wir kämpfen gegen einen mächtigen Gegner, und es gibt nur eines für mein Kind: mit allen Mitteln, die uns zur Verfügung stehen, gegen die Krankheit anzugehen – Schulmedizin, Alternativmedizin und Seelenarbeit.

Als wir zurück zu Barbara kommen, erzähle ich ihr von unserem Gespräch mit Dr. Stahnke. Sie reagiert fast genervt. »Ja und? Wir wissen doch, dass es Hodgkin ist. Sag mir lieber, wie es jetzt weitergeht!« Ich bin mit meiner Wortwahl bei der Übersetzung der medizinischen Terminologie vorsichtig.

So sage ich beispielsweise nichts von einer 80-prozentigen Heilungschance bei Hodgkin, die uns Dr. Stahnke bestätigt hat. Sie erfährt nur, dass ihre Heilungschancen sehr gut sind. Hoffnung hegen und positives Denken fördern, ohne sie anzulügen. Das liegt mir am Herzen.

Am Nachmittag kommt Prof. Dr. Debatin wieder vorbei, um mit Barbara die Operation am Donnerstag zu besprechen. »Wir entfernen dir einen Lymphknoten, damit wir genau bestimmen können, welche Chemotherapie dir am besten helfen wird«, erklärt er ihr.

Es ist so nett gemeint. Aber Barbara blockt ab, und ich wünsche mir, sie würde sich mehr zusammennehmen.

Weil Barbara schon früh an diesem Abend einschläft, gehe ich auf den Balkon, der um diese Zeit anscheinend vielen Müttern als Kontaktbörse und Treffpunkt dient. Ein Gesprächsthema ist schnell gefunden. »Warum bist du hier?« »Welchen Krebs hat dein Kind?«

Und mir wird ganz schnell klar, dass hier andere Werte zählen als draußen, in der normalen Welt. Es geht nur um eines: Welches Kind hat den bösartigsten Krebs, den fürchterlichsten Krankheitsverlauf, die schlechteste Prognose? Während ich fasziniert zuhöre, werde ich das Gefühl nicht los, als wäre ich in eine Art makabren Wettkampf geraten, denn: Auf dem Siegertreppchen steht die Mutter, deren Kind am schlimmsten dran ist.

Zuerst bin ich wie vor den Kopf gestoßen, trotzdem kann ich mich dieser seltsamen Gruppendynamik, einem geballten Sog aus mütterlichem Leid, nicht entziehen. Denn als man auch von mir wissen will, warum ich hier bin, antworte ich:

»Verdacht auf Morbus Hodgkin, Stadium IV!« Ich beiße mir ärgerlich auf die Lippe. Warum musste ich das mit dem Endstadium noch dranhängen? Habe ich Angst, kein Mitleid abzukriegen? Es kann mir doch nicht wichtig sein, in diesem traurigen Frauenverbund zu bestehen! Gerade eben fand ich es noch total befremdlich, wie sich diese Frauen mit dem Leid ihrer Kinder brüsten – ja brüsten!

Im Leid rücken die Menschen zusammen, heißt es im Volksmund, aber doch bitte nicht so!

Und doch komme ich mir in diesem Moment verstoßen vor, denn ich ernte nur abwertende Blicke. »Ach, nur Morbus Hodgkin!« – »Da hat dein Kind doch hervorragende Heilungschancen!« Es soll wohl ermutigend klingen, aber es hört sich eher an wie: »Sei du nur ganz still, du kannst hier gar nicht mitreden.«

Kleinlaut muss ich mir eingestehen, dass ich natürlich nicht mithalten kann, denn mein Kind hat noch keine Knochenmarks-Transplantation hinter sich. Sie muss nicht im keimfreien Raum und ohne Besuch ausharren, weil sie keine Abwehrkräfte mehr besitzt, und mit Morbus Hodgkin ist sie auch kein hoffnungsloser Fall.

Zum Glück, verdammt noch mal!

Ich verabschiede mich so bald wie möglich aus dieser Runde.

Seltsam berührt kehre ich zurück zu Barbara, betrachte ihr friedlich schlafendes Gesicht im Schein der Nachtlampe. Schweißperlen stehen ihr auf der Stirn, und eine Haarsträhne klebt an ihrer Wange. Sie sieht so zart und zerbrechlich aus. Trotz konstanter Antibiotika-, Nährstoff- und Flüssigkeitszufuhr wird sie täglich weniger. Am liebsten würde ich sie jetzt in den Arm nehmen und so vor all dem Schrecklichen bewahren, das ihr noch bevorsteht. Wie soll diese halbe Portion eine Chemotherapie durchstehen?

Piet fällt mir ein. Ich muss ihn anrufen. Piet Dijs, meinen osteopathischen Lehrmeister und Ziehvater. Wir kennen uns seit meiner Ausbildung und haben eine sehr enge Beziehung, wenngleich wir uns nicht oft sehen, da er abwechselnd in der Schweiz und in Holland wohnt. Er kennt Barbara seit ihrem dritten Lebensjahr.

Ich wähle seine Privatnummer in Zürich. Als er abhebt, komme ich gleich zur Sache: »Hallo, Piet, ich bin in Ulm. Barbara liegt hier in der Universitätskinderklinik mit Verdacht auf Morbus Hodgkin.«

Er weiß sofort, was zu tun ist, und gibt mir Tipps, wie ich Barbara osteopathisch behandeln soll.

»Sie hat bestimmt Spannungen an den Schädelknochen, sieh zu, dass das Kreuzbein frei bleibt von Blockaden, sodass die Fluida fließen können«, rät er ohne zu zögern.

Natürlich, das Kreuzbein. Es hat über die Autobahn Wirbelsäule direkte Verbindung mit dem Kopf – es muss immer frei sein von Blockaden, nur dann können die Selbstheilungskräfte im Körper aktiv werden.

»Danke!« Es reicht, seine Anweisungen wie ein folgsames Kind umzusetzen. Ich vertraue ihm blind, denn er lebt die Osteopathie und ist spezialisiert auf chronisch kranke Kinder. Ich kenne niemanden, der seinen Beruf so liebt und lebt wie Piet. Manchmal beneide ich ihn, weil er in seinem Beruf auch seine Berufung gefunden hat.

Ich bin so durcheinander und aufgewühlt, dass ich nicht in der Lage wäre, an Barbara die richtige Behandlung zu erfühlen, wie ich es sonst täglich mit meinen Patienten mache.

Die Osteopathie allein kann mein Kind nicht heilen, aber sie kann zusammen mit all den anderen Faktoren, den Heilungsprozess unterstützen.

Mittwoch, 03. Juli 2002

Barbara

Die Nacht war grauenhaft wie immer. Dieser ekelige Nachtschweiß und drei Hustenanfälle, die in Würgen und Spucken eskalierten. Neu sind diese Anfälle ja nur für Mama. Für mich ist es die Erfahrung, wie viel leichter sie zu ertragen sind, seit ich sie nicht mehr allein durchstehen muss. Kaum fange ich an zu husten, steht Mama neben meinem Bett. Tagsüber genauso wie nachts. Sie ist da, bewaffnet mit einer dieser ekelig riechenden Nierenschalen aus Pappe, die für Spuckanfälle genauso herhalten müssen wie für medizinischen Abfall.

Sie setzt sich neben mich auf das Bett, stützt meinen von krampfartigem Husten geschüttelten Körper mit ihrem, legt mir einen Arm um die Schulter und wirft mit der Hand meine langen Haare nach hinten. Es tut so gut, wie sie meinen Kopf stützt. Ihre Hand auf meiner heißen Stirn bringt willkommene Abkühlung. Trotz all der Hilfe schaffe ich es fast nie, ordentlich in die mir dargereichte Pappschale zu kotzen. Deshalb ist auch die Nachtschwester jede Nacht mehrmals gefordert. Frische Bettwäsche, neuer Schlafanzug. Seit ich hier auf Station 6 bin, kann ich zumindest mit der Gewissheit einschlafen: Mama ist da, und bevor ich sterbe, kommt bestimmt noch einmal die Nachtschwester und sieht nach mir.

Und wenn ich morgens aufwache, bin ich so froh, dass ich den neuen Tag erleben darf.

Später bearbeitet Mama meinen Rücken nach den Regeln der Osteopathie. Sie versucht, Blockaden zu lösen, wie Piet es ihr aufgetragen hat. Weh tut das eigentlich nie und wenn, dann nur ein bisschen. Ich kenne diese Behandlung, denn Mama hat das schon immer bei mir gemacht, wenn ich krank war.

Dabei erzählt sie mir von ihrer Begegnung am Vorabend mit den anderen Müttern. »Es kam mir vor, als würden sie versuchen, sich gegenseitig zu übertrumpfen«, berichtet sie mit ungläubiger Stimme. »Mein Kind hat Leukämie« – »Mein Kind hat einen Hirntumor« – »Und mein Kind lebt bestimmt nicht mehr so lange wie deines!«, ahmt sie die Mütter nach, die sie gestern kennen gelernt hat. »Das war verrückt!«, versucht Mama mir diese seltsame Situation zu schildern.

»Was ist das denn für ein Wettbewerb?«, nuschle ich ins Kopfkissen, weil ich während Mamas Behandlung auf dem Bauch liegen muss.

»Ja, genau«, freut sich Mama, weil ich begriffen habe, wie geschockt sie darüber war. »Genau so kam es mir vor. Wer am schlimmsten dran ist, hat gewonnen. Wie in diesem Werbespot: Mein Haus, mein Auto, mein Pferd!«

Ich muss grinsen und spinne den Gedanken weiter: Nur hier auf Station 6 heißt das: »Mein Kind, sein Krebs, sein Leid!«

»So in etwa!«, bestätigt Mama und fährt verwundert fort: »Glaube mir, ich saß da und kam mir vor wie der totale Looser unter all den leidgeplagten Müttern. Die haben mich gar nicht ernst genommen.« Sie äfft die Kommentare nach: »Was, dein Kind hat nur Hodgkin? Da habt ihr doch gute Heilungschancen.«

Mama lässt ihre Hände auf meinem Rücken ruhen. »Ich glaube, es sollte tröstlich klingen, aber es kam bei mir eher so an als würden sie sagen: »Du kannst ja gar nicht mitreden. Nur wir wissen, was Leid wirklich bedeutet!«

Jetzt stupst mich Mama mit der Faust leicht in die Rippen. »Also, Babs, wie kannst du mir das nur antun? Nur Hodgkin! Du bist schuld, dass ich hier unter den anderen Müttern nicht für voll genommen werde.«

Ich kann nicht anders und steige auf ihren Zynismus ein. »Ach, Mama, das tut mir ja so Leid!«

Wir müssen beide lachen.

Na, es geht doch! Ich habe Krebs, aber noch lebe ich und noch kann ich lachen. Ich bin zwar immer noch sehr schwach und schlafe viel, aber dieser dunkle Dämmerzustand, in dem ich seit der Einlieferung ins Krankenhaus gefangen war, kann durchbrochen werden. Vielleicht wird wirklich alles wieder gut. Für einen Moment durchrieselt mich ein warmer Strahl von Zuversicht.

Nach dem Mittagessen müssen wir in die HNO, die Hals-, Nasen- und Ohrenklinik, die in einem anderen Gebäude der weitläufigen Universitätsklinik liegt. Es ist so weit weg, dass wir mit dem Taxi fahren müssen.

Tatsächlich werde ich dafür von meinem ständigen Begleiter, dem Infusionsständer, befreit. Ich kann es kaum glauben. »Wie, ohne Infusion?«, frage ich ungläubig die Schwester, die mich ausstöpselt. »Ja, der muss hier auf dich warten«, sagt sie. »Wir haben euch ein Taxi bestellt, und das sperrige

Ding hat darin keinen Platz. Dein kleiner Ausflug dauert höchstens eine Stunde, und in der Zeit wirst du uns schon nicht zusammenklappen ohne deine Kraftspender«, lächelt sie.

In Jogginghose und T-Shirt werde ich von Mama im Rollstuhl bis zum Taxi gefahren. Sie muss mir sogar ins Auto helfen. Wie schrecklich, so hilflos zu sein! Das ist kein schönes Gefühl. Ich muss schon wieder die Tränen zurückhalten. Diesmal vor Frust. Weil es mich ärgert, dass mich ein Fremder, der Taxifahrer, vielleicht für ein verwöhntes Blag halten könnte, denn meine Krankheit steht mir ja nicht auf die Stirn geschrieben. Vielleicht glaubt er auch, ich wäre magersüchtig. Und das finde ich echt peinlich. Für Mama scheint das alles kein Problem zu sein. Völlig ungezwungen plaudert sie mit dem Taxifahrer und versucht mich aufzumuntern, weil ich mich muffelig in eine Ecke auf dem Rücksitz quetsche.

»Na, endlich mal eine Untersuchung, die nicht wehtun wird. Also, entspann dich, Kind!«

»Ja, ist ja gut!«, versuche ich sie zum Schweigen zu bringen und sehe aus dem Fenster. Mama ist es zuzutrauen, dem Taxifahrer auch noch zu erzählen, dass ich Krebs habe. Auch das will ich nicht, denn ich fürchte mich vor dem mitleidigen Blick, den Erwachsene immer kriegen, wenn sie von meiner Krankheit hören. Wie die Mutter von Laura, als sie bei der Visite auf Station 4 mitbekommen hat, warum ich im Krankenhaus liege. In ihren Augen habe ich mein Todesurteil gelesen. Genau wie bei all meinen Verwandten, inklusive Papa, als sie nach Dr. Geigers Diagnose zu uns nach Hause geeilt kamen.

Erst seit ich auf Station 6 bin, habe ich wieder das Gefühl, dass ich noch eine Chance habe, gesund zu werden. Dank

Mama und der Zuversicht der Ärzte und Schwestern, die mich betreuen. Ich will mir das nicht von irgendeinem Fremden, der keine Ahnung hat, kaputt machen lassen. Denn ich muss leider zugeben, dass mich mitleidige Blicke doch sehr verunsichern.

Es ist wieder sehr heiß heute, die Sonne brennt vom Himmel, und die wenigen Leute, die auf den Gehwegen unterwegs sind, haben Badezeug dabei. Wie sehr ich sie beneide. Ich würde jetzt auch gern sorglos mit meinen Freundinnen zum Schwimmen gehen. Aber nein, raus aus einer Klinik und rein in die nächste. Eine weitere Untersuchung wartet schon auf mich. Meine Laune wird nicht besser, so sehr ich mich Mama zuliebe auch bemühe.

Trotz Termin in der Hals-, Nasen- und Ohrenklinik, kurz HNO genannt, warten wir fast eine Stunde auf dem Gang der Ambulanz, bevor wir endlich drankommen. Die junge Ärztin macht zuerst eine Ultraschall-Untersuchung von meinem Hals. Dabei spricht sie weder mit mir noch mit Mama. Eine unangenehme Stille liegt über dem Behandlungszimmer, aber ich habe auch keine Lust zum Reden. Als die Ärztin fertig ist, reicht sie mir ein paar kratzige Gazetücher. Damit darf ich mir das glitschige Gel vom Hals wischen. Dann leuchtet sie mir ins rechte Ohr und zuckt angewidert zurück: »Das ist ja voller Ohrenschmalz!« Sie kann sich anscheinend gerade noch ein »Iiiihhgittt« verkneifen, aber ihr Gesichtsausdruck zeigt überdeutlich, wie sehr sie sich vor meinem Ohr ekelt. Das ist mir jetzt zwar schrecklich peinlich, aber meine Ohren waren in den letzten Tagen wirklich nicht so wichtig.

»So kann ich nichts sehen und schon gar keinen Hörtest machen. Das muss ich erst mal säubern«, meckert sie genervt.

Zuerst denke ich, sie will mir ein Wattestäbchen geben, aber dann taucht sie aus ihrem Instrumentenschrank mit einem langen, dünnen Metallstab auf, an dessen Ende ein Mini-Löffelchen angebracht ist. Misstrauisch weiche ich vor diesem Gerät zurück, das auf mich wie ein Folterwerkzeug wirkt.

»Darf ich das selber machen?«, frage ich zaghaft.

»Nein, nein«, wehrt sie ab, »das ist viel zu gefährlich in ungeübten Händen!«

Ergeben lasse ich sie an mein Ohr.

»Autsch!«, schreie ich gleich darauf entsetzt auf, weil sie mir das Ding so tief in den Gehörgang rammt, dass ich glaube, sie kommt auf der anderen Seite wieder heraus. Der stechende Schmerz, der mir durch den ganzen Kopf fährt, kommt so unerwartet, dass ich zu heulen anfange.

Mama ist sofort an meiner Seite. »Muss das denn sein?«, schnauzt sie die Ärztin an, die im gleichen Ton kontert. »Dann machen sie doch einen Vorschlag, wie ich das Ohr frei kriegen soll. Mit einem derart verstopften Ohr kann ich nicht arbeiten!«

»Ach nein?«; widerspricht Mama heftig, »warum versuchen sie es nicht wenigstens? Kann schon sein, dass Barbara überempfindlich reagiert, aber schauen sie das Kind doch an! Es geht ihr alles andere als gut!«

»Jetzt stell dich nicht so an«, versucht die Ärztin einzulenken. »Du bist doch schon so groß, da weint man doch nicht gleich!«

Da ist er wieder, dieser Satz, den Mama und ich inzwischen nicht mehr hören können.

Ich wünsche mir, dass alle Ärzte, die mit schwer kranken Kindern und Jugendlichen zu tun haben, diesen Satz schleunigst aus ihrem Wortschatz streichen. OK, ich bin zwölf, aber eine Zwölfjährige mit Todesangst ist ein Kind. Und Kinder dürfen auch mal weinen, besonders in schwierigen Lebenssituationen. Dieser Satz »Stell dich nicht so an, du bist doch schon so groß!« spendet keinen Trost. Dieser Satz verhöhnt und verletzt!

Wie ein Häufchen Elend sitze ich zwischen den beiden Frauen und kann nicht aufhören zu schluchzen. Es ist mir megapeinlich vor dieser blöden Ärztin, aber es ist, als hätte sie meinen Tränenkanal angestochen, der jetzt unkontrollierbar ausläuft. Trotz Mamas Verteidigung fühle ich mich ausgeliefert. Wie ein wehrloses Versuchskaninchen auf dem Präsentierteller der Wissenschaft. Mir ist das alles zu viel. Ich mag nicht mehr! Ist mir doch egal, wenn ich sterbe. Der Tod kann nicht schlimmer sein als dieses Leben. Die lange Zeit, in der ich mich verstellt habe, hat mich all meine Kraft gekostet. Ich kann nicht mehr.

»Wir gehen jetzt mal raus«, rettet mich Mama aus dieser demütigenden Situation und hilft mir von der Untersuchungsliege, auf der ich sitze, zurück in den Rollstuhl. An der Tür dreht sie sich noch einmal um und schnauzt die Ärztin an: »Und sie können sich inzwischen überlegen, ob wir den Hörtest nicht wenigstens mal probieren können!«

Etwa zwanzig Minuten später habe ich mich wieder beruhigt. Ich mache den Hörtest und bestehe ihn ohne Probleme. Auch mit Ohrschmalz höre ich noch die leisesten Töne klar und deutlich. Es ist eine Genugtuung. Mama schnappt sich die Unterlagen mit den Untersuchungsergebnissen für die Kinderklinik und schiebt mich raus auf die Straße zum bereits wartenden Taxi.

Ich habe nicht »Auf Wiedersehen« gesagt. Ich will diese Ärztin nie wieder sehen!

Als ich endlich wieder auf meinem Zimmer in meinem Bett liege, löst sich ganz langsam meine Anspannung. Erst jetzt bemerke ich, wie sehr sich mein ganzer Körper dank dieser unfähigen Ärztin verkrampft hatte. Dieses Bett dagegen ist eine Insel der Geborgenheit. Jedes Mal, wenn ich es verlassen muss, passieren schreckliche Dinge mit mir.

Ich mache den Fernseher an. Ablenken und Entspannen ist angesagt. Zeit für Richterin Barbara Salesch.

Heute geht es um einen toten Affen im Zoo. Sein Tierpfleger ist angeklagt, das Äffchen vergiftet zu haben. »So ein Blödsinn, warum sollte der seinen Schützling töten?«, denke ich noch. Dann fallen mir die Augen zu, obwohl ich zu gerne wissen möchte, wer den Affen auf dem Gewissen hat.

Nach drei Stunden Schlaf bin ich abends für meine Verhältnisse wieder richtig fit. »Verbotene Liebe« kann ich heute richtig genießen. Niemand stört mich. Papa war da, als ich schlief und musste wieder weg. Schade! Er hat frische Wäsche gebracht. Von Oma gewaschen »und sogar gebügelt«, wie ich mit einem gespielt vorwurfsvollen Blick auf Mama bemerken muss, um sie ein bisschen zu ärgern. In unserem normalen Leben hat sie nämlich keine Zeit, »unwichtige Wäschestücke« zu bügeln. Das umfasst alles außer Blusen, Hosen und T-Shirts. Bisher hat mich das zwar nie gestört, aber so ein gebügelter Schlafanzug hat doch was! »Pass bloß auf!« droht Mama mit erhobenem Zeigefinger.

Ich wappne mich für eines dieser liebevoll zickigen Wortgefechte zwischen Mama und mir, aber wir werden leider von einer Schwester unterbrochen, die ins Zimmer kommt und fragt: »Möchtest du ein Beruhigungsmittel für die Nacht, damit du vor der Operation morgen gut schlafen kannst?«

Oh Shit! Die habe ich ganz vergessen. Oder verdrängt. Ich muss kurz nachdenken. Eigentlich habe ich nicht viel Angst vor morgen. Wenn sie mir den Lymphknoten entfernen und den Hickman legen, werde ich davon nichts mitkriegen. Ich bekomme doch Narkose. Und danach wird es mir viel besser gehen, weil ich nie mehr gestochen werden muss.

»Nein«, sage ich bestimmt. »Ich brauche kein Beruhigungsmittel. Ich habe gar nicht viel Angst vor morgen.«

Mama und die Krankenschwester sehen mich erstaunt an. »Ja, wirklich!«, bestätige ich meine Entscheidung und wende meine Aufmerksamkeit wieder dem Fernseher zu.

Später kann ich doch nicht einschlafen. Zu viele Gedanken brodeln in mir. Angst vor der Operation habe ich nicht, nur Angst, nach der Narkose nicht mehr aufzuwachen. Mama liegt bereits auf ihrem Klappbett, alle Lampen sind gelöscht. Ob sie schon schläft?

Ich schalte mein Nachtlicht an und hoffe, Mama damit nicht zu stören. Das Gewusel in meinem Kopf macht mich verrückt. Vielleicht hilft es, wenn ich niederschreibe, was mich bewegt. Es wird eine Zusammenfassung der letzten Tage. Der Schlusssatz lautet: »Ich bin mir sicher, dass ich in Null Komma nichts wieder gesund bin und zwar, weil ich es will! Doch damit die Zeit nicht so lahm vergeht, werde ich ein paar Fotos schießen und alles dazu aufschreiben.«

Um Mitternacht kommt die Nachtschwester. Sie ist erstaunt, dass ich noch nicht schlafe und bietet mir wieder ein Beruhigungsmittel an. »Nein danke!« Das Schreiben hat mich müde gemacht, und ich werde keine Probleme mit dem Einschlafen haben.

»Du darfst jetzt nichts mehr essen und trinken!«, ermahnt sie mich noch beim Hinausgehen. Natürlich plagt mich ab sofort fürchterlicher Durst.

Donnerstag, 04. Juli 2002

Barbara

Gleich nach dem Aufwachen zappe ich mich mit der Fernbedienung durch die Programme. »Die Amerikaner feiern heute ihre Unabhängigkeit«, verkündet die Stimme eines Nachrichtensprechers über die Bilder einer Parade in New York. Menschen werfen Millionen von Papierschnipseln aus den Fenstern der Hochhäuser. Ich sehe lachende Gesichter und ausgelassen tanzende Amerikaner.

Die haben es gut, denke ich neidisch. Da wäre ich jetzt auch gern.

Aber nein, ich liege im Krankenhaus und warte mit flauem Gefühl im Magen darauf, zur nächsten OP gekarrt zu werden. Hoffentlich wache ich danach wieder auf!

Schwester Sandra kommt und verabreicht mir ein Beruhigungsmittel. Diesmal werde ich nicht gefragt, ob ich es überhaupt will. Ich muss es nehmen, erklärt sie. Jeder Mensch bekommt so etwas vor einer Operation.

Es dauert nicht lange bis mein Herz deutlich weniger wild klopft. Also war ich doch aufgeregt. Dafür fühlen sich meine

Knie jetzt an, als hätte jemand Pudding eingefüllt. Ich kann nicht mehr stehen.

Mama trägt einen Stuhl für mich ins Bad und mich hinterher, damit ich mir wenigstens die Zähne putzen kann.

Um acht Uhr stehen plötzlich zwei Sanitäter mit einer Bahre im Zimmer, um mich abzuholen. »Wir bringen dich jetzt mit der Ambulanz in die Klinik am Safranberg«, erklärt mir einer der beiden. »Cool! Sanka fahren!« Ich bin beeindruckt. Die Angst vor den nächsten Stunden ist vergessen. Die beiden packen mich und heben mich mit dem Kommando »Eins, zwei, und drei« auf die Bahre. Wie im Schockraum beim »Alphateam« komme ich mir vor. Ich werde über den Gang getragen und fühle mich dabei, als wäre ich in meiner Lieblingssendung »Für alle Fälle Stefanie« gelandet. Wie im Film verfrachten mich die beiden Männer samt Bahre in den obercoolen Innenraum des Rettungswagens. Sie schnallen mich fest – ich glaube es nicht, wo ist die Kamera?! – und dann geht es von mir aus gesehen rückwärts durch die Straßen Richtung Safranberg.

Mama will bei mir sitzen. Nicht, weil ich sie jetzt brauche, sondern weil das einfach der interessantere Teil des Krankentransporters ist.

»Ist das nicht toll, Mama«, flüstere ich ihr zu, weil ich nicht will, dass die Sanitäter merken, wie beeindruckt ich bin. »Wie in den Krankenhausserien im Fernsehen!«

Mama nickt begeistert. »Was ich jetzt alles erleben darf, ohne selbst krank zu sein! Ich muss dir wirklich dankbar sein, Barbara«, grinst sie und zwinkert mir verschwörerisch zu. Mamas schwarzen Humor kenne ich lange genug. Gut, dass sie ihn langsam wieder findet.

Zu schnell ist die Fahrt zu Ende. Jetzt wird die wichtige Barbara auf der noch wichtigeren Bahre durch grün gestrichene Gänge mit Bullaugenfenstern gefahren. Im Vorbereitungsraum muss ich mich von Mama verabschieden. »Tschüss, mach's gut«, sagt sie und küsst mich auf die Stirn. »Halt' mir die Daumen!«, flüstere ich ihr noch zu. Dann geht alles viel zu schnell, um noch in Panik zu verfallen. Noch einmal werde ich, diesmal mit »eins, zwei, drei und hopp«, auf eine andere Liege verfrachtet. Dann nimmt mich der Anästhesist in Empfang. Er ist noch sehr jung, hat freundliche Augen und eine Knubbelnase. Er schiebt mich in einen kleinen Raum mit einer riesigen Lampe an der Decke. Er spritzt mir etwas in meinen Infusionszugang und sagt: »Jetzt müssen wir uns aber beeilen, denn du schläfst gleich ein. Denk noch schnell darüber nach, was du träumen möchtest.«

Aber ich komme nicht mehr dazu.

Mama

Unglaublich, wie gut mein Mädchen bei diesem Krankentransport drauf ist! Wenn ich gewusst hätte, dass ein Ausflug in einem Krankenwagen sie so glücklich macht, hätte ich wohl schon früher um dieses Beförderungsmittel gebeten. Sie hat mich mit ihren vor Freude strahlenden Augen angesteckt, und wir haben die Fahrt genossen. Zum ersten Mal und ganz selbstverständlich mein neues Motto praktiziert: den Moment genießen.

Als Barbara durch die große Schwingtür im OP verschwindet, ist die Situation plötzlich gar nicht mehr lustig. Diese Szene findet man zwar auch in jeder der von Barbara so geliebten Krankenhausserien, aber es ist eine der weniger schönen.

Die Tür geht zu und jetzt stehe ich hier: hilflos und zum Warten verurteilt.

Wie in Trance setze ich einen Fuß vor den anderen und gehe den Weg zurück, den ich vor wenigen Minuten mit einer aufgekratzten Barbara gekommen bin. Eine Glastür führt hinaus in den Klinikgarten. Was für ein wunderschöner, sonniger Tag da draußen gerade beginnt. Fast habe ich ein schlechtes Gewissen, als ich hinaustrete in den Sonnenschein. Auf einem Hügel steht eine Bank. Langsam gehe ich dorthin und setze mich.

Der Ausblick von hier oben auf die Stadt am Fuße des Klinikberges mit ihrem geschäftigen Treiben ist überwältigend. Mein Kind wird gerade operiert, aber es ist ein Routineeingriff für die Ärzte. Ich weiß, dass ich sie in etwa einer Stunde wieder in Empfang nehmen werde.

Tief sauge ich die noch frische Morgenluft in meine nur noch an Krankenhausmief gewöhnten Lungen. Ich genieße die warmen Strahlen der Sonne auf meiner Haut, spüre, wie ihre Energie mich durchdringt. Und plötzlich ist sie da. Eine innere Ruhe und Gelassenheit, wie ich sie noch nie in meinem Leben gespürt habe. Mein Bewusstsein ist klar wie noch nie. Und ich erkenne: Ich bin da, wo ich hingehöre. An die Seite meines Kindes. Hier ist mein Platz. Alles andere in diesem Leben ist unwichtig.

Ich habe Zeit, diesen Moment auszukosten, das Gefühl zu erforschen und in mich hineinzuhören. Unter mir die Stadt Ulm, Symbol für ein anderes Leben. Neben mir ein vor sich hin dösender Hubschrauberlandeplatz. Ein Schmetterling flattert träge von einer Wiesenblume zur anderen. Jede Einzelheit der mir dargebotenen Bilder erlebe ich mit einer bisher unbekannten Wachheit. Wozu Gedanken an morgen oder gar nächste Woche verschwenden? Es gibt nur diesen Augenblick. Und ich habe Zeit für ihn.

Nach einer Weile stehe ich auf und gehe mir ganz bewusst ein Vollkornweckchen holen. Ich beobachte die Menschen im Eingangsbereich der Klinik. Ganz langsam und interessiert betrachte ich jeden einzelnen von ihnen und frage mich, welche Geschichte jeder von ihnen wohl erzählen könnte. Ich fühle mich wacher als je in meinem Leben. Bewusst-Sein satt! Alles ist gut. So habe ich noch nie empfunden. Es gibt keine störenden Nebenschauplätze wie Arbeit, Verpflichtungen und Termine mehr in meinem Leben. Waren das die Gründe für meine frühere ewige Unruhe? Zum ersten Mal in meinem Leben fühle ich mich ganz mit mir im Reinen, zufrieden und ausgeglichen.

Warum gerade jetzt? Das ist doch völlig verrückt!

Wo bleibt der Horror, die Angst vor dem Tod, vor dem Verlust? Das schwarze Loch, in das ich nach der Diagnose von Dr. Geiger gefallen bin, ist plötzlich weg. Genau wie die schrecklichen Gedanken und Selbstvorwürfe, die mich jede Nacht heimgesucht haben, seit ich weiß, dass Barbara Krebs im Endstadium hat.

Vielleicht greift da ein automatischer Selbstschutz, damit ich nicht durchdrehe. Damit ich die Kraft aufbringe, mein Kind zurück ins Leben zu führen. Den belastenden Alltag gibt es nicht mehr. Ich habe plötzlich Zeit, in mich zu gehen und mich selbst zu erfahren. Ich bin nur noch Mutter. Erlebe bewusst, wie ich in der Klinik sitze und auf Barbara warte. Ich werde gebraucht und fühle mich gut dabei! Das ist mein Platz in diesem Leben.

So muss sich ein Aussteiger fühlen. Bei mir ist es ein geistiger Ausstieg aus meinem bisherigen Leben, der sich in der Wartezone dieser Klinik gerade vollzieht. Jeder von uns hat eine bestimmte Aufgabe in seinem Leben. Manche Leute finden sie in einem Beruf, der ihnen Spaß macht, egal ob er viel oder wenig Geld einbringt. Andere finden ein Hobby, das sie erfüllt oder eine ehrenamtliche Tätigkeit. Sobald wir unseren Platz einnehmen, empfinden wir keinen Stress mehr. Mein Platz ist hier, an der Seite von Barbara. Egal, welchen Weg sie einschlagen wird. Und es geht mir dabei so gut wie noch nie in meinem Leben. Das Echo der Gesellschaft ist mir dabei egal.

Wie schade, dass uns die Gesellschaft so fest im Griff hat, dass kaum ein Sterbender den Mut aufbringt, seine wahren Gedanken auszusprechen. Warum darf man nicht sagen: »Ich will jetzt gehen, und ich fühle mich gut dabei!« Genauso schief angesehen werden Angehörige, die sagen: »Es ist in Ordnung, wenn der Sterbende jetzt geht!« Ich werde mich diesen Zwängen nicht unterwerfen. Solange es geht, werden Barbara und ich Spaß miteinander haben. Das Leben ist schön, und wir werden ab sofort jede Minute voll genießen. Wie die Fahrt in diesem Krankenwagen.

Barbara

Als ich die Augen wieder aufschlage, sitzt Mama an meinem Bett. »Wo bin ich?«, frage ich mit schwerer Zunge. »Im Aufwachraum. Schön, dass du wieder da bist!«, antwortet Mama.

Den Rücktransport in die Kinderklinik kann ich nicht mehr genießen. Ich bin noch voll benebelt.

Damit Mama und den Krankenschwestern nicht langweilig wird, übergebe ich mich noch zweimal an diesem Nachmittag ohne Vorwarnung. Als ich wieder halbwegs klar bin, begutachte ich zuerst meine Hände. Tatsächlich, kein Infusionszugang mehr. Nur noch die blauen Flecken auf beiden Handrücken und an den Innenseiten meiner Arme erinnern an die vielen Spritzen der letzten Tage. Vorsichtig taste ich unter der Bettdecke meinen Oberkörper ab. Da ist er. An meinem Bauch mit dicken Leukoplaststreifen festgeklebt: der Hickman! Ganz behutsam verstärke ich den Druck meiner Finger an der Stelle, wo der Schlauch die Haut durchbohrt haben muss, um nach außen zu gelangen. Na ja! Das tut schon weh, aber beileibe nicht so wie eine Spritze.

Etwas mutiger geworden, atme ich tief durch, damit sich mein Bauch aufbläht. Ok. Das tut nicht weh. Und zu guter Letzt versuche ich mich liegend in sachten Bauchtanzbewegungen.

»Was machst du denn da?«, fragt Mama und sieht von ihrem Buch auf, in dem sie, bequem ausgestreckt auf ihrer Sonnenliege, bis jetzt gelesen hat.

»Ich teste meinen Hickman!«

»Und?«

»Fühlt sich nicht schlecht an!« muss ich gestehen.

»Zeig mal!«, fordert mich Mama neugierig auf und hievt sich von ihrer Liege hoch. Sie kommt an mein Bett und schlägt die Bettdecke zurück. Fasziniert starren wir beide auf den dünnen weißen Schlauch, der etwa zwanzig Zentimeter lang aus meiner oberen Bauchdecke herausragt und an meinem Bauch festgeklebt ist. Das offene Ende ist mit einem gelben Schraubknopf aus Plastik zugestöpselt. »Sieht aus wie das Deckelchen einer Senftube«, grinse ich Mama an.

»Barbara hat ein Schwänzchen!«, singt Mama und lacht. Ich pruste los, aber das tut weh.

»Hör sofort auf, mich zum Lachen zu bringen«, wehre ich ab. »Aua!«

Mama wird wieder ernst. »Na gut, dann hör jetzt mal gut zu: Ab sofort musst du zwar keine Spritzen mehr ertragen, aber der Arzt hat gesagt, du darfst jetzt nicht mehr duschen. Die Gefahr, dass Bakterien in das Schlauchende kommen, ist zu groß. Ab jetzt heißt es nur noch waschen.«

Ich brauche einen Moment, bis ich die Tragweite dieser Information verdaut habe. Soviel ich weiß, werde ich dieses Ding noch Wochen, wenn nicht sogar Monate tragen müssen. Nie wieder duschen oder baden?

»Wie soll ich das denn aushalten?«, jammere ich los, als mir die Tragweite dieses Verbotes klar wird. »Du weißt doch, wie verschwitzt und klebrig ich jeden Morgen bin!« Aber Mama zuckt nur mit den Schultern und kommt mit einem ganz blöden Vorschlag: »Vielleicht magst du ja den nächsten Arzt bitten, dass er den Katheter wieder raus nimmt.«

Das wirkt. »Ok, dann muss Papa eben noch ein paar Waschlappen besorgen«, murre ich verschnupft und schalte den Fernseher ein.

Kurz darauf kommt ein junger Arzt mit einem Infusionsbeutel in der Hand zur Tür herein.

»Na, wo ist er denn, dein Hicky?«, fragt er gut gelaunt.

»Mein was?«

»Oh, ich dachte, du hast heute Nachmittag einen Katheter eingesetzt bekommen.« Jetzt tut er ganz enttäuscht. »Etwa nicht? Dann muss ich dir wohl doch wieder einen Zugang im Arm legen!«

»Nein, nein«, wehre ich entsetzt ab. »Natürlich habe ich einen Katheter gekriegt. Einen Hickman!«

»Sag ich doch! Einen Hicky! So nennen wir das Teil hier auf der Station. Den meisten Kindern gefällt das besser als Hickman«, erklärt er.

»Ach so!« Woher soll ich das denn wissen?

»Tut das auch wirklich nicht weh?«, frage ich ihn ängstlich.

»Nein, überhaupt nicht«, beruhigt er mich.

»Und wie fühlt sich das an, wenn das kalte Zeug direkt in mein Herz gepumpt wird?«

»Du wirst nichts davon merken, glaube mir!«, beruhigt er mich.

Mit einem ergebenen Seufzer schlage ich meine Bettdecke zurück und präsentiere ihm das Schwänzchen mit Senfdeckel.

»Warum ist da ein Deckel drauf?«, will ich wissen.

»Damit keine Bakterien in deine Vene gelangen können. Du musst gut darauf achten, dass das Röhrchen immer verschlossen ist. Natürlich werden wir den Schlauch auch regelmäßig sauber machen und desinfizieren, aber du bist natürlich mitverantwortlich. Verstanden?«

Ich nicke, während ich darauf warte, ob ich spüre, wie die kalte Flüssigkeit unter meiner Haut bis hin zu meinem Herzen fließt. Aber ich spüre nichts.

Das ist super! Warum habe ich diesen Hicky erst heute bekommen? Da hätten sich die Ärzte viel Stress mit mir erspart. Und ich mir eine Menge Schmerzen.

Nie wieder Spritzen! Hurra!

Freitag, 05. Juli 2002

Barbara

Die Visite stört mich in den letzten und spannendsten fünf Minuten von »Dr. Stefan Frank«. Dabei entscheidet sich gerade jetzt, ob Simone, das zehnjährige Mädchen mit dem Engelsgesicht und den blonden Haaren, nach der von Dr. Frank durchgeführten Operation wieder laufen kann oder für den Rest ihrer Tage an den Rollstuhl gefesselt sein wird – nur noch in der Lage, ihren Kopf zu bewegen. Wie schrecklich!

Mist!

Notgedrungen erwidere ich den netten Gruß von Oberarzt Stahnke. Bei seinem obligatorischen Blick auf meine Fieberkurven bin ich gedanklich und mit verstohlenen Blicken schon wieder am Krankenbett von Simone. Ja! Da! Sie bewegt ihre Finger und schlägt die Augen auf! Die Eltern sind überglücklich und ich den Tränen nahe. Dr. Stahnke deutet das Wasser in meinen Augen falsch. »Na hör mal, das wird bestimmt nicht schlimm«, tröstet er mich. »Die schlimmsten Untersuchungen hast du doch schon hinter dir!« Ich nicke betreten, weil ich gar nicht weiß, wovon er spricht, wage aber nicht, das Missverständnis aufzuklären.

Als wir wieder allein sind, frage ich Mama: »Und – was wollen die heute wieder von mir?«

»Wir fahren gegen elf in die Zahnklinik. Deine Spange muss raus«, erklärt Mama.

Ich spüre, wie sich meine Nackenhaare sträuben. Wenn das Herausnehmen genauso unangenehm ist, wie es das Einsetzen war, dann bin ich gar nicht scharf drauf.

»Wieso das denn?«, will ich wissen. »Weil du so viel brichst und die Gefahr besteht, dass sich Reste davon unter deiner Klammer festsetzen und die Zähne zerstören. Egal, wie oft du dir die Zähne putzt«, erklärt Mama und fügt vorwurfsvoll hinzu: »Das hat dir aber der Doktor schon erklärt. Warum hörst du eigentlich nie zu bei der Visite?«

»Ach Mama«, maule ich, »du weißt doch, warum! Ich glaube, die Ärzte wollen gar nicht, dass sie von Kindern verstanden werden!«

Am Nachmittag kommt Papa wieder, schwer beladen mit frischer Wäsche. Zahnspangenfrei kann ich ihm entgegenlächeln. Er löst Mama ab, die einen Termin bei Frau Gampert hat und auch mal kurz nach Hause fahren will, um den Anrufbeantworter abzuhören und ihre E-Mails abzufragen.

Papa sieht mich immer so traurig an, wenn er glaubt, dass ich es nicht bemerke. Aber ich spüre seine Angst. Seine Panik, ich könne sterben. Warum haben Erwachsene solche Angst vor dem Tod? Papa tut mir so Leid. Aber mir fehlt die Kraft, ihn zu trösten. Außerdem habe ich Angst, dass er weint, wenn ich ihm sagen würde, dass ich Sterben manchmal gar nicht schlimm finde, sondern eher als Erlösung empfinden würde. Es ist auch nicht meine Aufgabe, rede ich mir meine Zurückhaltung schön. Wenn ich ans Sterben denke, sehe ich Papa vor mir, der jetzt schon so traurig ist, obwohl ich noch lebe. Ich darf nicht sterben, weil ich nicht will, dass mein Papa noch trauriger ist als jetzt.

Nur mit Mama kann ich mich normal unterhalten. Ich glaube, sie ist die Einzige, die bei dem Wort Krebs nicht gleich und vor allem nicht ununterbrochen nur ans Sterben denkt. Ich verstehe die Erwachsenen nicht. Seit ich hier auf

Station 6 bin, weiß ich, dass mir geholfen wird. Ich muss mich nicht mehr verstecken, und alle hier sind daran interessiert, mich wieder gesund zu machen. Glaubt Papa etwa nicht, dass mir hier geholfen wird? Dieser Gedanke verunsichert mich sehr. Aussprechen kann ich ihn jedoch nicht. Lieber ziehe ich mir die ganze Palette von Talk- und Gerichtsshows rein, die, wie jeden Nachmittag, über den Bildschirm flimmern. Hauptsache, Papa ist da.

Als ich noch im Internat war und allein zurechtkommen musste, hatte ich oft Angst, dass ich sterbe könnte, ohne dass es jemand bemerkt.

Diese Angst ist weg. Jetzt ist immer jemand bei mir. Besonders tagsüber fühle ich mich deshalb sehr sicher. Nur nachts, vor dem Einschlafen oder nach einem Hustenanfall, wenn der Fernseher aus ist und Mama schläft, toben die düstersten Szenen durch meinen Kopf. Ich male mir aus, wie ich sterben werde. Dann sehe ich Mama und Papa weinend an meinem Bett, und ich weiß, dass es so schwer sein wird, zu gehen, weil sie mir so Leid tun. Oder ich denke, ich werde elendiglich ersticken und sehe Mamas verzweifeltes Gesicht vor mir, weil sie mir nicht helfen kann. Am schlimmsten jedoch ist die Vorstellung, dass ich umgeben von Ärzten sterbe, die versuchen, mich zu retten, und ich kann nicht mehr sagen, dass ich nur meine Mama noch einmal sehen will.

Diese Krankheit ist wie ein Roulette-Spiel. Ich kann gewinnen oder verlieren. Es steht nicht in meiner Macht, die Kugel zu lenken. Sie fällt, wohin sie will. Und genau wie ein Spieler, der immer wieder auf sich und sein Glück vertraut, kann ich nur auf meinen Willen und die Kunst der Ärzte hier vertrauen. Ich jedenfalls werde alles zu tun, um nicht zu verlieren.

Mama

Barbara weiß nicht, warum ich unbedingt meine E-Mails checken möchte.

Seit sie im Krankenhaus ist, telefoniere ich täglich mit Frau Gampert, aber auch sie weiß keine Antwort auf die Fragen. Warum Barbara? Ist es meine Schuld? Was kann ich jetzt tun?

Deshalb schlug mir Frau Gampert bereits Anfang der Woche vor, Elmer zu befragen. Warum bin ich nicht selbst auf die Idee gekommen? Damals, als meine Beziehung zu Alex zerbrach, hat er mir aus einer tiefen Sinnkrise geholfen, und Barbaras Krankheit ist mehr als das. Sie hat unser Leben aus der Bahn geworfen. Elmer wird wissen, was zu tun ist.

Deshalb nutze ich diesen ersten untersuchungsfreien Nachmittag von Barbara, um mir zu Hause meine E-Mails abzuholen. Ich habe es nicht über mich gebracht, Klaus darum zu bitten, aus Angst, er würde diese für mich sehr wichtige Aktion als Humbug aburteilen oder sich gar weigern, mir die Nachricht auszuhändigen.

Samstag, 06. Juli 2002

Barbara

Endlich mal ein Tag ohne Untersuchungen! Für heute Nachmittag haben die Großeltern ihren Besuch angekündigt. Schade, dass mich meine Freundinnen aus dem Internat nicht besuchen dürfen. Kinder unter 14 haben auf dieser Station keinen Zutritt. Das hat mir Mama nach ihrem Rundgang mit Schwester Sandra am Dienstag natürlich auch gleich erzählt.

»Mama, ich will im Internat anrufen. Darf ich?«

Mama zieht erstaunt die Augenbrauen hoch. »Bist du sicher? Was willst du denen denn sagen?«

Jetzt bin ich dran, mich zu wundern: »Na, die Wahrheit!«

Darf man es etwa nicht erzählen, wenn man Krebs hat? Ist meine Krankheit ein Geheimnis?

Mama versucht mir zu erklären, dass es vielleicht besser wäre, das den Erzieherinnen zu überlassen. Aber ich will nichts davon wissen.

»Meinen besten Freundinnen, den Mädchen aus meinem Zimmer, will ich es selber sagen! Und ich will ein bisschen Klatsch hören. Wieder mal mit Gleichaltrigen quatschen, damit ich das normale Leben nicht vergesse!«

Erst als ich es ausgesprochen habe, wird mir bewusst, was ich sage. Was hier abläuft, ist kein Leben. Ich stehe am Anfang eines Albtraumes, aus dem ich vielleicht nie mehr aufwachen werde. Am liebsten würde ich mich in meinen Kissen vergraben und nie wieder auftauchen. Mein neues Leben spielt sich in einem Bett ab. Und dieses Bett steht in einem Zimmer, dessen Wände zum Glück nicht reden können. Wie viel Kinderleid haben sie schon gesehen? Wie viele Todesengel sind ihnen schon begegnet? Ich stelle mir das Sterben sehr plastisch vor. Wie in dem Film »Stadt der Engel«. Da kommen schwarz gekleidete Engel und holen die Sterbenden ab. Begleiten sie hinüber ins Jenseits.

Die Welt vor meinem Fenster ist so unerreichbar wie das Paradies für Adam und Eva, nachdem er vom Apfel genascht hat. Vielleicht nur vorübergehend, vielleicht aber auch für immer. Der Krebs zerstört nicht nur meinen Körper, sondern er raubt mir vor allem meine Kraft. Früher war Gehen, Laufen, Springen eine Selbstverständlichkeit. Jetzt ist all das zu anstrengend für mich. Eine beängstigende Erfahrung.

Ich muss husten.

Nicht schon wieder!

Mama ist sofort da und hält mir die widerlich stinkende Nierenschale unter die Nase. Als es mir endlich den Magen umdreht und mein Frühstück als ekeliger Brei die blöde Schale zum Überquellen bringt, spüre ich es zum ersten Mal ganz deutlich: Mit jedem dieser Anfälle verliere ich ein bisschen mehr Lebensenergie. Irgendwann werde ich auch den letzten Rest davon ausgekotzt haben.

Jetzt weiß ich endlich, wie ich sterben werde.

Ich sinke zurück in mein Kissen. Apathisch starre ich an die Decke. Mama überzieht meine Bettdecke neu. Dabei redet sie mit beruhigender Stimme auf mich ein. Ich bin so schwach, dass ich nicht mehr begreife, was sie sagt. So ist das also, wenn man stirbt. Alles ist egal.

Soll ich mich jetzt bedanken, dass du meine Frage beantwortest, die ich dir seit vielen Nächten stelle, frage ich Gott. Du willst mich wirklich ersticken lassen an meiner eigenen Kotze? Eines Tages, wenn mir die Kraft fehlt, sie noch rauszuwürgen? Warum holst du mich nicht gleich? Was habe ich dir getan, dass du mich so bestrafst? War ich nicht immer lieb, brav und angepasst? Habe mich immer so benommen, wie die anderen mich haben wollten?

Ich will so nicht sterben. Bitte, bitte, lass mich einfach nur einschlafen und nicht mehr aufwachen, bettle ich in meinem Stoßgebet.

Schwester Sandra kommt mit einer neuen Infusion angelaufen und steckt sie an meinen Hicky. Teilnahmslos lasse ich alles über mich ergehen. Ich will nichts mehr hören und nichts mehr sehen. Die Augen fallen mir zu, so fertig bin ich.

Und wenn ich nicht mehr aufwache, ist es mir auch egal. Ich bin bereit, zu gehen.

Und dann wache ich doch wieder auf. Mein Blick fällt auf den Infusionsständer neben mir. Ganz langsam, Tropf für Tropf pumpt er mich voll. Mit lebensspendender Flüssigkeit. Ich muss lächeln. Wie einfach das doch ist. Wasser ist Leben. Das ist doch irgendein Spruch aus der Werbung. Dabei ging es aber bestimmt nicht um Kranke, die dank Wasser wieder gesund werden. Und ich werde davon auch nicht gesund.

Warum dauert das so lange, bis sie endlich mit der Chemo anfangen?

In der Folge der »Stadtklinik«, in der es einen krebskranken Jungen gab, ging das ratzfatz. Diagnose, Chemo, Haarausfall, Kind tot.

Wenn sie noch lange warten, sterbe ich noch vor Beginn der Therapie. Lange kann ich nicht mehr darauf warten. Das spüre ich.

Mein Magen knurrt. »Mama, ich habe Hunger!«

»Das wird aber auch Zeit!«, kommt es gut gelaunt zurück. »Du hast das Mittagessen verschlafen, aber die Schwestern haben es für dich aufgehoben. Ich hole es schnell.«

Als Mama weg ist, stelle ich die Flimmerkiste an. Bravo TV. Die Sendung haben wir uns im Internat immer reingezogen. Voll cool. Interessante Beiträge, gute Musik und seit kurzem auch noch die Bravo-Story. Als Mama zurückkommt, bin ich schon mitten drin. Eingetaucht ins Leben dieser Jugendlichen mit ihren ganz normalen Problemen um Liebe, Aussehen und Raubkopien.

Das Essen nehme ich von Mama zwar entgegen, registriere aber nur nebenbei, was es gibt. Frittatensuppe, Hühnerfrikassee und zum Nachtisch Apfelkompott. Ich stopfe alles in mich hinein. Danach geht es mir wieder gut.

Meine düsteren Gedanken sind wie weggeblasen, meine Laune ist hervorragend. Was doch so ein bisschen Schlaf und ein voller Magen alles bewirken.

Jetzt will ich aber wirklich im Internat anrufen. Ich schicke Mama zum Rauchen aus dem Zimmer und wähle dann die Nummer.

Jede Gruppe unserer Internatsschüler hat ihr eigenes Telefon. Aber es steht auf dem Gang, und jeder kann abheben, wenn es läutet.

Ich habe Glück und erwische Marie.

»Babsi!«, schreit sie, als sie meine Stimme erkennt. »Hey, wie geht es dir? Wo bist du? Und wann kommst du wieder? Du fehlst uns hier, weil ...!«

Ich habe Mühe, zu Wort zu kommen. »Marie, deshalb rufe ich ja an. Ich werde wohl länger nicht wiederkommen. Ich bin im Krankenhaus in Ulm!«

»Wieso das denn, was hast du denn?«, fragt sie erschrocken.

Ich hole tief Luft. »Marie, ich habe Krebs, aber sie wissen noch nicht genau, welchen, wahrscheinlich Morbus Hodgkin. Das ist Lymphdrüsenkrebs, weißt du?« Stille am anderen Ende der Leitung. »Marie? Bist du noch da?«

»Oh Babsi, bist du sicher? Das ist ja schrecklich!« Ihre Stimme bricht. Marie weint ins Telefon.

»Hey, Marie, bitte, nicht weinen. Schau mal, jetzt wird mir doch geholfen. Ich schaff‘ das schon, Marie!«

Ich versuche, ihr zu erklären, dass jetzt alles viel besser ist als vorher. Dann erzähle ich ihr, wie schlecht es mir wirklich ging in den letzten Wochen im Internat. Außerdem bitte ich sie, es nicht gleich allen Mädchen in der Schule und im Internat weiterzuerzählen. »Ich will nur, dass du, Helena und Iris wissen, was los ist, weil ihr meine besten Freundinnen seid«, beschwöre ich sie. Marie hört zu, ist aber so fassungslos, dass sie meine Fragen, wie es denn im Internat so läuft, nicht beantworten kann.

»Gib mir doch mal Iris«, bitte ich sie. Aber auch sie reagiert wie Marie. Weint und wiederholt immer nur einen Satz: »Ich weiß gar nicht, was ich sagen soll!« »Erzähl mir doch einfach, was es bei euch Neues gibt«, versuche ich es noch einmal. Aber sie kann nicht und reicht mich weiter an Helena. Jetzt leiere ich mein Sprüchlein schon runter: »Hallo Helena, ich liege im Krankenhaus, weil ich Krebs habe. Aber ich werde bestimmt wieder gesund!« »Aha«, sagt Helena. »Dann wünsche ich dir alles Gute. Ich muss jetzt weg. Ruf mal wieder an. Bis bald!«

Tut, tut, tut – macht der Hörer. Sie hat aufgelegt. Sie hat tatsächlich aufgelegt. Entgeistert starre ich den Hörer an. Es dauert eine Weile, bis ich auflege.

Ich kann es nicht fassen. Gerade Helena, die mir so wichtig ist. Jetzt habe ich schon Krebs, und die führt sich immer noch auf wie eine Diva.

Ungläubig starre ich den tutenden Hörer in meiner Hand an. Wut steigt in mir auf. Was bildet sich diese blöde Kuh nur ein? So kaltschnäuzig kann doch niemand sein? Aus mein Traum, dass sie mich bemitleiden und trösten wird. Hätte sie nicht wenigstens ein bisschen Mitgefühl zeigen müssen? Wie ist die denn drauf?

Unangenehme Bilder steigen in mir hoch. Wie ich Helena umschwärmt habe im Internat, wie ich an ihren Lippen hing, wenn sie sich herabließ, mir etwas zu erzählen und wie groß meine Freude war, wenn sie etwas mit mir unternehmen wollte. Meistens war sie jedoch zickig und unnahbar. Baute eine Mauer auf zwischen uns, die ich nicht überwinden konnte, egal wie sehr ich mich auch bemühte. Ich spüre wieder diese hilflose Traurigkeit in mir aufsteigen, weil ich mit derartig schroffen Zurückweisungen nicht umgehen kann. Es ist nicht das erste Mal, dass Helena mich so vor den Kopf stößt, und wie immer leide ich still vor mich hin.

Dumme Ziege, versuche ich den Schmerz dieser Abfuhren inklusive der von gerade eben zu überwinden.

Vielleicht hätte ich doch auf Mama hören sollen, die meinte, wir sollen es den Erzieherinnen überlassen, die Mädchen im Internat über meine Krankheit zu informieren. War es wirklich so dumm von mir, zu glauben, ich könnte meinen engsten Freundinnen sagen, was ich habe und dann zum Internatsklatsch übergehen? Es tut mir jetzt wirklich Leid, dass ich Marie und Iris mit meiner Geschichte so überfallen habe. Aber wenigstens zeigt deren Reaktion, dass sie mich mögen.

Das Verhalten von Helena dagegen ist eine Frechheit. Je länger ich darüber nachdenke, desto wütender werde ich.

Wenn ich sie zu Ostern nicht eingeladen hätte, die Ferien bei uns zu verbringen, hätte sie ganz allein im Internat bleiben müssen. Ihre Eltern leben in Mexiko, und sie hat keine Verwandten hier in Deutschland. In diesen Ferien hat sie mir erstmals ihr wahres Gesicht gezeigt. Sie hat sich bei Mama eingeschleimt und mich bei jeder möglichen Gelegenheit verpetzt oder auflaufen lassen. Ich wollte nicht glauben, dass sie nicht so toll ist, wie ich immer dachte.

Mit Mama konnte nicht darüber reden, denn schließlich habe ich Helena in meinen Schilderungen in den Himmel gehoben, damit sie die Osterferien bei uns verbringen durfte.

So blieb mir nur Fritzi, mein Hase. Bei ihm im Garten fand ich Trost. Meine Tränen habe ich an seinem seidigen Fell getrocknet und mir den Frust von der Seele geredet. Dann ging ich wieder ins Haus und tat so, als wäre nichts geschehen. Helena hatte schnell kapiert, dass ich meiner Mutter nichts erzählen würde, und so schikanierte sie mich immer weiter.

In dieser Zeit schwor ich mir, nach diesen Ferien kein Wort mehr mit ihr zu wechseln. Leider habe ich das nicht lange durchgehalten. Denn sobald sie merkte, dass ich mich von ihr abwandte, wurde sie wieder die liebe Helena. Sie bat mich sogar um Verzeihung und entschuldigte ihre Kratzbürstigkeit mit Heimweh. Da tat sie mir gleich wieder Leid, und für kurze Zeit waren wir wieder ein Herz und eine Seele.

Ich weiß auch nicht, warum mir gerade an ihrer Freundschaft so viel liegt. Auf jeden Fall hat sie es wieder einmal geschafft. Sie hat mir mit ihrer Teilnahmslosigkeit richtig wehgetan.

Wütend zappe ich durch die Kanäle, finde aber nichts Interessantes.

Zum Glück bekomme ich Besuch. Es ist Papa, und er hat meine Großeltern mitgebracht. Opa und Oma sind beladen mit Geschenken.

Wenig später kommen noch Nana und Manne, die Eltern meiner Mutter. Ich ersticke fast an dieser geballten Ladung Mitleid und Zuwendung, aber irgendwie genieße ich es auch.

Es gibt doch genug Menschen, die mich mögen, denke ich trotzig.

Sonntag, 07. Juli 2002

Barbara

Es ist sechs Uhr morgens.

Das routinemäßige Fiebermessen lasse ich im Halbschlaf über mich ergehen. Dann wird meine Decke zurückgeschlagen, meine Schlafanzugjacke hochgeschoben und an meinem Hicky herumgefummelt. Wir haben den ganzen Tag noch vor uns, ich werde nirgends hingehen, und trotzdem müssen die Schwestern immer schon so früh Hektik verbreiten. Das nervt!

Ich werde die Augen nicht aufmachen. Als die Schwester das Zimmer verlässt, sind meine Augen immer noch zu. Vielleicht kann ich wieder einschlafen. Ich will doch nicht mehr, als noch eine Weile im gedankenlosen Nirwana verweilen. Aber nein, es ist vorbei. Sie sind wieder da, die Bilder, die mich immer dann quälen, wenn ich nicht schlafen kann oder abgelenkt bin.

»Mama?«, frage ich in die Stille.

»Ja, mein Schatz«, antwortet sie und kommt an mein Bett, damit ich sie sehen kann. Eigentlich hätte ich nur den Kopf zu ihrer Liege neben meinem Bett drehen müssen, aber auch das kostet Kraft.

Die Nacht war wieder schlimm, und Mama hat noch weniger geschlafen als ich. Inzwischen huste und spucke ich nachts schon, ohne dabei ganz wach zu werden. Während Mama mit Hilfe der Nachtschwester noch das Bett überzieht und mich in einen frischen Pyjama stopft, schlafe ich bereits wieder. Erschöpfung? Schwäche? Das hohe Fieber? Oder ist es gar Gewohnheit? Vielleicht aber auch die Angst vor dem Wachliegen im Dunkeln.

Der Besuch meiner Großeltern hat mich traurig gemacht, obwohl ich mich anfangs so freute, sie zu sehen. Sie haben mich so bemitleidet, dass ich mich jetzt frage, ob ich dem Tod näher bin als ich dachte.

Mit Mama ist das ganz anders. Sie holt mich mit ihrer guten Laune aus jedem Tief. Sie schafft es, dass ich mich geborgen und sicher fühle. Ich glaube, sie wird nicht zulassen, dass ich sterbe. Aber Oma und Nana, die haben mich schon aufgegeben, das habe ich genau gespürt, und das macht mir Angst. Ich muss das jetzt loswerden, muss den schrecklichen Satz endlich aussprechen.

»Mama, muss ich sterben?«

Da, ich habe es gesagt. Seit wir in dieser Klinik sind, habe ich diese Frage erfolgreich vermieden. Das war auch gar nicht schwer mit all den vielen Untersuchungen, Blutabnahmen und Röntgenterminen. Dazu noch die beiden Operationen und jeden Tag ein »Ausflug« in eine andere Uni-Klinik, um irgendwelche wichtigen Fragen der Ärzte durch weitere Tests abzuklären. Danach war ich immer so müde, dass ich gleich einschlief. Der Fernseher hat den Rest erledigt. Ablenkung pur. Die Schicksale und Dramen der Leinwandhelden gehen fast immer gut aus. Warum nicht auch mein Drama? Hallo, wo bleibt der Autor, der mir ein Happy End verpasst?

Ist es Professor Debatin, der mir versprochen hat, dass ich »hundertprozentig« wieder gesund werde? Schließlich ist er der Chef dieser Kinderklinik. Ist es Mama, die nicht von meiner Seite weicht und mich mit Zuversicht und Geborgenheit umhüllt? Oder ist es Gott, der gerade mit Petrus darum würfelt, ob er mich holen soll oder nicht?

»Ich weiß es nicht, Barbara«, sagt Mama. »Ich weiß nicht, welchen Weg deine Seele gehen will. Aber wir werden alles tun, damit du wieder gesund wirst.«

»Und was ist alles?«, frage ich zaghaft, denn ich bin nicht sicher, ob ich die Antwort hören will.

»Die ganze Palette der Schulmedizin: Chemo, Medikamente, Bestrahlungen. Damit bekämpfen wir aber nur die Krankheit selbst. Die Metastasen und Tumore in deinem Körper. Nach den Lehren der ganzheitlichen Medizin müssen wir aber auch nach der Ursache für deine Krankheit suchen.«

»Und wie machen wir das?«, will ich wissen.

»Ich weiß es noch nicht«, gibt Mama zu. Als sie meinen enttäuschten Blick sieht, fährt sie geheimnisvoll fort: »Aber ich habe schon jemanden um Rat gefragt, der uns dabei helfen kann.«

»Erzähl!«, fordere ich sie auf und weiß gar nicht, warum sie sich plötzlich jedes Wort aus der Nase ziehen lässt. So kenne ich meine Mutter gar nicht.

Mama legt jedes Wort auf die Goldwaage. »Weißt du, ich glaube an höhere Wesen, die uns begleiten, beschützen und auch lenken, sofern wir bereit sind, auf sie zu hören.« Ich sehe sie fragend an.

»Das mit dem Hören ist aber nicht so einfach für uns Durchschnittsmenschen. Deshalb gibt es Personen, die sich als Kontaktperson, als Medium zwischen uns Menschen und diesen Geistwesen eignen.«

»Meinst du etwa Engel?«, frage ich fasziniert.

Mama nickt zustimmend.

»Und du kennst jemanden, der mit Engeln spricht?«, staune ich.

»Frau Gampert kennt so eine Frau in Frankfurt. Durch Meditation nimmt sie Kontakt auf mit einem höheren Wesen, einem Engel, wenn du so willst. Diesen Vorgang nennt man »Channeln«. Wenn man in einer schwierigen Lebenslage ist, in der man selbst nicht mehr weiter weiß, kann man mit Hilfe dieses Mediums um Rat und Beistand bitten.«

Vor Aufregung fange ich an, meine Fingernägel anzuknabbern. Was für eine gute Idee von Mama! Wir bitten einen Engel um Hilfe. Ganz real. Wenn ich gewusst hätte, dass es Menschen gibt, die Kontakt zu Engeln haben, hätte ich mich im Internat vielleicht nicht so lange allein herumgequält. Aber für Reue ist es jetzt zu spät. Ich will das tun. »Jetzt, sofort!«, bedränge ich Mama.

Doch sie schüttelt den Kopf und fängt an, in ihrer riesigen Handtasche zu wühlen, die immer in ihrer Nähe ist.

»Aber warum nicht?«, drängle ich und rutsche aufgeregt in meinem Bett herum. Wenn sie mir jetzt sagt, dass wir dafür das Telefon auf dem Klinikgang benutzen müssen, werde ich es tun.

Keine zehn Pferde haben mich bisher freiwillig vor die Tür meines Zimmers gebracht, außer auf dem Weg zu irgendeiner Untersuchung. Ich will keinen Kontakt zu anderen Kindern oder deren Eltern auf der Station. Reale Krankengeschichten will ich nicht hören. Klingt vielleicht ein bisschen verrückt, ist aber so.

Das winzige Quäntchen Kraft, das ich noch übrig habe, brauche ich für mich. In meinen Serien gibt es fast immer ein Happy End, und wenn doch mal jemand stirbt, weiß ich, dass er nach Ausschalten der Kamera doch wieder aufsteht und nach Hause geht.

Mama hat endlich gefunden, was sie sucht. »Hier ist sie! Die Antwort auf meine Fragen, die ich dem Medium über Frau Gampert schon letzten Montag gestellt habe!« Sie wedelt mit ein paar Seiten bedruckten Papiers vor meiner Nase herum. »Das ist die Antwort von Elmer!«

Ich bin verwirrt. »Wer ist Elmer?«

»Na, unser Engel. Er heißt Elmer! Das Medium in Frankfurt hat mir seine Antworten per E-Mail übermittelt. Und am Freitag, als ich zu Hause war, habe ich sie abgeholt.«

Das ist cool! Ein Engel namens Elmer schreibt uns eine E-Mail. Ich bin so beeindruckt, dass ich gar nicht wissen will, was er schreibt. Mama hat für mich einen Engel kontaktiert!

Aber die Neugier ist schnell wieder da: »Und was schreibt Elmer?«

»Willst du es selber lesen?« fragt sie und hält mir die eng beschriebenen Blätter hin.

»Nein«, wehre ich ab, weil ich mich dafür wirklich zu schwach fühle. »Erzähl mir nur das Wichtigste!«

»Ich habe Elmer gefragt, wie es um dich steht, und das ist seine Antwort.« Sie fängt an, vorzulesen:

Es zeigt sich von der medizinischen Seite ein Stadium, das bedenklich ist, doch wisset, liebe Erdenkinder: Wenn die eigene Entschlusskraft durchbricht, eine Situation zu ändern, dann sind alle Wege offen. So ist es auch hier. Hinderlich ist, dass eine Art »Lethargie« eingetreten ist und der Körper zu seinen Selbstheilungskräften fast nicht mehr findet – es ist innerlich alles erstarrt und von Lebensangst durchdrungen …

Auch zeigt sich, dass Barbara derzeit von Träumen heimgesucht wird, die sie zum Teil verschweigt oder auch aus Scham heraus nicht sagen kann oder will. Das sind teilweise Bilder, die ihre Verwirrung ausdrücken, und es sollte ihr das Gefühl vermittelt werden, dass sie (sofern sie es von sich aus tut) über alles und jedes einfach reden kann. Lachen, weinen, witzeln, verzagen – alles ist ein Teil der derzeitigen Situation, und alles sollte herauskommen, alles! Dadurch wird der Organismus von belastenden Energien einigermaßen befreit, sodass das Fühlen auch ein anderes werden kann.

Barbara hat Schutz aus einer sehr hohen Ebene, es wird sehr, sehr liebevoll über sie Wache gehalten. Sie wird ständig mit Liebe ummantelt – dennoch darf hier noch einmal darauf verwiesen werden, dass Barbaras Gedanken hier in beide Richtungen gehen: in die der Selbstheilung und in die der Verzweiflung und das Abwehren dieser.

Ich sehe Mama verständnislos an: »Ich habe nur verstanden, dass ich Schutz aus einer sehr hohen Ebene habe. Das ist gut, oder?«

»Ja, das ist sehr gut!«, bestätigt Mama und erklärt mir Elmers Worte so, dass ich sie verstehe: »Elmer meint, dass du momentan schwach und mutlos bist, gar nicht mehr glaubst, dass du es schaffst, wieder gesund zu werden. Und dass du all deine Gefühle rauslassen musst und dich für nichts schämen musst. Du darfst lachen, weinen, wütend und traurig sein, sollst alle Gefühle ausleben und aussprechen. Vor allem musst du daran glauben, dass du wieder gesund wirst!«

Sie sieht mich eindringlich an, und ich kann nicht anders, ich muss lächeln. »Das ist doch gut, oder? Wir haben eine Chance!«

Vielleicht ist Elmer der Autor, der mir das ersehnte Happy End verpassen kann.

Ein bisschen mulmig war mir schon bei dem Gedanken, Barbara von Elmer zu erzählen. Wie würde sie damit umgehen? Sie dürfte mich ruhig auslachen. Nur nicht denken, ich nehme Kontakt mit dem Jenseits auf, weil ich glaube, dass sie stirbt. Ich musste sie davon überzeugen, dass Elmer uns helfen kann, sie ins Leben zurückzuführen.

Gestern Nacht habe ich deshalb schlecht geschlafen. Wie sage ich es meinem Kind? Tausend verschiedene Möglichkeiten für dieses Gespräch habe ich mir zurechtgelegt und wieder verworfen. Alles, was ich auch nur ansatzweise gebrauchen könnte, habe ich hervorgekramt.

Ich komme zwar aus der Schulmedizin, gehe aber immer auch den alternativen Weg, wenn es um Heilmethoden geht. Für mich schließen sich Schul- und Naturmedizin nicht aus, im Gegenteil, sie ergänzen sich wunderbar. Mir war auch gleich nach Barbaras Diagnose klar, dass ich den Weg der Schulmedizin mit Barbara gehen werde, aber ich wollte auch Ursachenforschung und Seelenheilung in Angriff nehmen.

Und dann war alles so einfach. Ich hatte vergessen, dass Kinder spirituelle Dinge viel leichter annehmen als kopflastige Erwachsene.

Es war mir sehr recht, dass Barbara den Text nicht selbst lesen wollte. Es sind doch einige Passagen darin, die ich ihr zum jetzigen Zeitpunkt nicht zumuten möchte. Nicht, um sie zu belügen, sondern um sie vor negativen Gedanken und Ängsten zu beschützen. Auf diese Weise kann ich ihr nur die positiven und tröstlichen Aussagen von Elmer vorlesen.

Seit Barbara in diesem Krankenhaus liegt, spüre ich ihren täglich wachsenden Rückzug aus diesem Leben. Sie stellt keine Fragen, schläft viel und sieht fern. Warum reagiert eine Zwölfjährige überhaupt nicht auf die Diagnose Krebs, frage ich mich immer wieder. Aber ich habe mir verboten, sie mit Dingen zu belasten, die sie scheinbar gar nicht wissen will. Und wie ich nun von Elmer weiß, habe ich wohl intuitiv richtig gehandelt.

Mutter soll nur zuhören, sich alles nur anhören, was die Tochter hervorbringt. Ohne Bewertung und ohne zu beschwichtigen. Mitfühlen ist die wunderbare Gabe und Ebene, auf der Heilung vonstatten gehen kann, doch das Mitleiden ist der Sog, vor dem sie sich hüten soll.

Manchmal habe ich das Gefühl, Barbara entgleitet mir, dann wieder ist sie guter Dinge, scherzt und lacht mit mir, als wäre die Klinik nichts weiter als ein Kuraufenthalt. Ich habe mich gewappnet, tausend Fragen zu ihrer Krankheit, der Therapie und deren Nebenwirkungen zu beantworten, aber sie hat keine einzige gestellt.

Barbara hat sich abgeschottet, ist völlig beschäftigt mit Fernsehen und Untersuchungen. Sie setzt keinen Fuß vor ihre Zimmertür und hat null Interesse, andere Kinder auf der Station kennen zu lernen. Ich habe nicht den Mut, sie zu fragen, wie die glatzköpfigen Kinder auf sie wirken, die sie durch die Glastür ihres Zimmers auf dem Gang vorbeigehen sieht.

Ich darf ihr zwar von den anderen Kindern erzählen, Geschichten, die ich von deren Müttern höre, aber sie verweigert jeden persönlichen Kontakt.

Sie scheint nur auf mich fixiert, alles andere prallt an ihr ab, als wäre sie nicht voll präsent. Bei der Visite ist mir das manchmal richtig peinlich, weil sie weiter das Fernsehprogramm im Auge behält und die Ärzte mit ihren durchaus kindgerechten Ausführungen und Erklärungen ignoriert.

Barbaras »Lethargie«, wie Elmer ihren momentanen Zustand beschreibt, macht mir am meisten Angst. Deshalb musste ich ihr noch vor Beginn der Chemotherapie von ihm erzählen. Sie sollte wissen, dass ich an Kräfte im Himmel glaube, die über uns wachen und die wir in schwierigen Situationen um Hilfe bitten können. Nicht nur durch Gebete, sondern im persönlichen Kontakt durch ein Medium.

Sobald wir das Krankenhaus verlassen können, müssen die »selbstzerstörerischen Kräfte«, die laut Elmer in Barbara toben, therapeutisch behandelt werden. Und natürlich hoffe ich, dass allein das Wissen um einen Engel, der sich um sie sorgt und der ihr »starken Schutz aus hoher Ebene« zusichert, Kraft geben wird für die bevorstehende schwere Zeit der Behandlung.

Ich habe Barbara nicht vorgelesen, dass Elmer vorschlägt, die aggressive Behandlung der Schulmedizin abzubrechen und ganz der Naturmedizin zu vertrauen. Mir selbst lief ein kalter Schauer über den Rücken, als ich diese Zeilen las. Elmer ist eine Autorität für mich, aber der Gedanke, dass die Schulmedizin nicht die richtige Schiene für Barbara sein könnte, war für mich in diesem Moment unerträglich. Ich fühle mich in dieser Klinik genauso gut aufgehoben wie Barbara, und wir vertrauen den Ärzten hier.

Vielleicht will Elmer damit auch andeuten, dass mein Kind die aggressive Therapie nicht durchhalten wird, weil sie in ihrer Vorgeschichte schon all ihre Kraft aufgebraucht hat. Nach stundenlangem Überlegen komme ich zu dem Schluss, dass Barbara Elmer nicht als »obere Instanz« akzeptieren wird, wenn ich seinem Rat folge. Sie glaubt, dass ihr die Chemo helfen wird. Und auch ich will diese Therapie für Barbara. Ich glaube, Elmer war bewusst, wie ich mich entscheide. Sein Schlusssatz zu diesem Punkt lautet:

Den alternativen Weg zu gehen heißt: sich konsequent in die Hand eines Heilers zu begeben, was auch einhergeht mit: für sich selbst die Entscheidung zu treffen. Und hier fangen die Zweifel an.

Ich glaube nicht, dass ein Kind eine solche Entscheidung treffen kann. Und wenn Barbara Angst hat, sich nicht sicher fühlt, dann würden wir den Kampf gegen den Krebs verlieren. Das kann ich nicht verantworten.

Dienstag, 09. Juli 2002

Barbara

Na endlich! Das Testergebnis der Lymphknotenentnahme ist da. Und jetzt glauben es endlich auch die Ärzte: Ich habe Morbus Hodgkin, MH – Lymphdrüsenkrebs.

Die von Oberarzt Classen als große Neuigkeit verkündete Diagnose ist für mich bereits Fakt, seit sie von der »99-prozentigen Wahrscheinlichkeit« reden, und das ist jetzt eine Woche her. Mein betont gelangweilter Blick bringt Dr. Classen leicht aus der Fassung. Wahrscheinlich hat er tausend Fragen erwartet, aber Mama und ich wollen nur wissen, wann mit der Behandlung begonnen wird.

»Morgen«, eröffnet uns der Arzt mit einem Blick in seine Papiere.

Hurra! Die erste Hürde ist geschafft. Ich lebe noch und werde zumindest mit der Therapie beginnen können. Jetzt geht es den Metastasen an den Kragen. Darauf freue ich mich. Gleichzeitig habe ich natürlich Angst. Nicht vor der Chemo, aber vor neuen Schmerzen. Dass die Chemo auch Übelkeit und Erbrechen auslöst, schreckt mich nicht. Mehr als Spucken ist nicht drin.

»Was ist das eigentlich, diese Chemo?«, frage ich Mama, sobald die Visite uns allein gelassen hat.

»Ein Cocktail aus aggressiven Giftstoffen, fein abgestimmt auf deinen Krebs«, versucht Mama sich als Barkeeper mit imaginärem Shaker in der Hand, den sie wichtig schüttelt. »Dieser Cocktail wird die kranken Zellen in deinem Körper bombardieren, zerstören und vernichten«, fährt sie theatralisch fort. Sie erzielt damit den gewünschten Effekt. Ich muss lachen.

»Leider werden dabei auch gesunde Zellen und Organe in deinem Körper angegriffen. Deshalb wird es in nächster Zeit auch weiterhin viele Untersuchungen geben, damit die Ärzte schnell reagieren können, wenn nötig«, fügt sie schnell noch hinzu.

Egal. Jetzt, da es endlich losgehen soll, fühle ich mich wieder stark und kämpferisch.

»Das packe ich schon!«, versichere ich Mama zuversichtlich. Und in Gedanken füge ich hinzu: … schließlich genieße ich Schutz von ganz oben. Ich schließe kurz die Augen und denke ganz fest an meinen Engel Elmer, der zusammen mit seinen Freunden über mich wacht.

Am späten Nachmittag sieht Professor Debatin nach mir, wie fast an jedem Wochentag. Heute warte ich schon mit großer Spannung auf ihn. Denn natürlich wollen Mama und ich genauer wissen, was bei meiner Chemotherapie in den nächsten Wochen alles passieren wird.

Am ersten Tag, also morgen, gibt es eine Spritze. Dann muss ich eine Woche lang Chemo-Tabletten schlucken. Am siebenten Tag gibt es die Chemo wieder intravenös, also in flüssiger Form direkt in den Hicky, und bis zum 14. Tag nochmals Tabletten.

Danach sind zwei Wochen Chemopause. In dieser Zeit werden jede Woche meine Blutwerte kontrolliert, und wenn diese nach vierzehn Tagen in Ordnung sind, geht alles wieder von vorne los.

»Wir machen sechs Chemoblöcke, und danach gibt es noch Bestrahlungen«, teilt er uns mit.

Oh mein Gott! Von wegen »ich werde in null Komma nichts wieder gesund.« Da bin ich ja für den Rest des Jahres beschäftigt. Und mit den Bestrahlungen gleich noch bis ins nächste Frühjahr. So weit voraus will ich nicht denken.

Vorerst kreist mein gesamtes Denken nur um die morgen bevorstehende Chemospritze. Vor der Spritze selbst habe ich keine Angst mehr, aber wie wird mein Körper reagieren auf diese geballte Ladung Gift? Werde ich mich vor Schmerzen krümmen oder gar nichts merken?

»Werde ich Schmerzen haben?«, stelle ich die bange Frage.

Der Professor sieht mich erstaunt an. »Ah, die junge Dame kann also doch sprechen!«, neckt er, denn bisher habe ich mich noch nie in einen seiner Vorträge an meinem Bett eingemischt.

»Unter normalen Umständen erst mal nicht!«, beantwortet er dann meine Frage.

Was sind denn normale Umstände? Also doch Schmerzen. Aber vielleicht auch nicht. Jetzt bin ich genauso schlau wie vorher.

Und Tabletten muss ich auch noch schlucken. Bei Professor Debatin hat es sich angehört, als wäre Chemo-Tabletten schlucken ein Privileg. Woher soll er auch wissen, wie schwer es mir fällt, auch nur eine klitzekleine Paracetamoltablette runterzuwürgen. Allein dafür brauche ich eine halbe Flasche Wasser und etwa dreißig Minuten Zeit.

Jetzt habe ich endlich meinen Hicky, in den man alles reinjagen kann, ohne dass es mich kümmert. Warum muss ich jetzt Tabletten nehmen?

»Also das mit den Tabletten …« Ich weiß nicht weiter. Mama hat mir erzählt, Professor Debatin ist eine Kapazität auf dem Gebiet der Krebsforschung für Kinder, und seither habe ich einen Heidenrespekt vor ihm. Wie soll ich diesem Arzt, der bestimmt schon vielen Kindern geholfen hat, klar machen, wie sehr ich mich vor diesem pelzig-bitteren Geschmack von Tabletten ekele. Doch der Professor wartet geduldig, dass ich weiterrede. Also muss es irgendwie raus.

»Also, wenn ich alle Medikamente weiter durch den Hicky kriegen könnte, wäre mir das lieber!«, wage ich meinen Wunsch auszusprechen. Inzwischen bin ich im Gesicht hochrot angelaufen, und es ist mir total peinlich, ihn mit meinen Macken zu belästigen. Aber der Professor ist mir gar nicht böse. Ich habe sogar das Gefühl, dass er sich über meine Fragen freut.

Er zieht sich unseren einzigen Stuhl im Zimmer an mein Bett und setzt sich. »Leider ist das nicht möglich«, erklärt er mir. »Da werden dir unter anderem Medikamente verabreicht, die durch den Darm aufgenommen werden müssen, damit sie ihre Wirkung langsam entfalten können. Direkt in die Vene gespritzte Mittel erreichen schnell ihren Spitzenspiegel an Wirksamkeit, der dann wieder absinkt. Das sind diejenigen, die den Körper auch schnell wieder verlassen müssen, damit sie in den gesunden Zellen nicht zu viel Schaden anrichten können. Ab dem dritten Chemoblock bekommst du eine Mischung, die die Nieren belastet. Da müssen wir das Ausscheiden der Chemo mit viel Flüssigkeit unterstützen.«

Ich glaube, für heute habe ich genug gehört.

Der Professor betrachtet mich aufmerksam. Anscheinend mache ich einen ziemlich unglücklichen Eindruck, denn er versucht mich zu trösten: »Schau mal, Barbara, so schlecht wie es dir heute geht, wird es dir in zwei Wochen nicht mehr gehen. Ich bin sicher, dein Husten ist dann verschwunden. Ab jetzt geht es aufwärts, daran musst du glauben. Du wirst auch bald keinen Rollstuhl mehr brauchen. Und wenn dir die Haare ausgehen, ist das zwar in dem Moment nicht schön, aber es ist ein Zeichen dafür, dass die Chemo wirkt. Und das wollen wir doch alle, nicht wahr?«

Ich nicke mit gesenktem Kopf, weil mir Tränen in den Augen stehen und ich nicht will, dass er das sieht.

Der Professor steht auf, gibt Mama und mir noch die Hand zum Abschied und wünscht mir viel Erfolg für morgen.

»Um acht Uhr geht es los!«, ruft er uns beim Hinausgehen noch zu.

Morgen um acht Uhr früh geht es los, wiederhole ich in Gedanken. Hast du das gehört, Elmer. Ich hoffe, du bist dann da.

Mittwoch, 10. Juli 2002

Barbara

Heute ist der erste Tag von meinem ersten Chemoblock! Ich bin ziemlich aufgeregt. Mein Frühstück habe ich nicht angerührt. Nur ein bisschen Tee getrunken. Als Vorsichtsmaßnahme sozusagen. Wenn mein Magen leer ist, kann ich nicht so viel brechen, falls mir nach der Chemo so übel wird, wie man immer hört.

Angst habe ich nicht vor der Chemo. Die Schmetterlinge in meinem Bauch flattern nur deshalb so unruhig umher, weil ich nicht weiß, wie schmerzhaft dieses »Zerstören der Metastasen« sein wird.

Waschen und meine Tageskluft, Jogginghose und T-Shirt anziehen sind heute noch mühsamer als sonst. Ich bin so nervös, dass meine Hände zittern und Mama ihre liebe Not mit mir hat.

Dann liege ich im Bett und versuche, mir die Zeit bis acht Uhr mit Fernsehen zu vertreiben. Aber nicht mal die Wiederholungen von »Unter uns« und »GZSZ« schaffen es heute, mich zu fesseln. Ich kann mich überhaupt nicht konzentrieren und nerve Mama mit der ständigen Frage, wie spät es ist.

Um halb acht steht Papa plötzlich im Zimmer. »Überraschung«, ruft er und freut sich über mein erstauntes Gesicht. »Ich kann dich doch bei diesem wichtigen Ereignis nicht allein lassen!«, erklärt er sein Auftauchen. »Ich hätte sowieso die ganze Zeit nur an dich gedacht und mich nicht auf die Arbeit konzentrieren können.«

Mir schießen schon wieder Tränen in die Augen, diesmal aber vor Freude.

Endlich geht die Tür auf und Dr. Classen kommt mit Schwester Sandra im Schlepptau herein. Sie trägt ein schwarzes Kästchen und er eine Spritze.

»Guten Morgen«, grüßt er gut gelaunt in die Runde. Dann stellt er mir die alles entscheidende Frage: »Na, bist du bereit?«

Heftiges Kopfnicken meinerseits. Ich will jetzt nicht sprechen, denn ich fürchte, meine Stimme würde zittern oder mir gar nicht gehorchen. Bis dahin habe ich die Riesenspritze, die Dr. Classen jetzt auf meinem Nachtkästchen in einer der Nierenschalen deponiert, noch gar nicht gesehen. Da liegt auch noch so eine klitzekleine daneben, aber ich starre nur entsetzt auf die Monsterausführung. Etwa dreißig Zentimeter lang mit einem Durchmesser von mindestens zehn Zentimetern. Wie die Tortenspritzpistole von Mama, die sie nur an meinem Geburtstag hervorholt. Und wie grässlich die Farbe der Flüssigkeit ist, die durch den durchsichtigen Spritzenbauch schimmert. Kackbraun und scheinbar ziemlich dickflüssig. Igitt!!!! Wenn ich daran denke, dass dieses Zeug jetzt in meinen Körper gepumpt werden soll … Lieber nicht! Ich versuche, nicht hinzusehen, schaffe es aber kaum, weil mich diese Scheußlichkeit auch noch magisch anzieht.

Schwester Sandra hängt den schwarzen Kasten an meinen Infusionsständer, während Dr. Classen meinen Hicky aufschraubt. Dann spritzt er mir die hellrote Flüssigkeit der kleinen Kanüle in meinen Katheter. Das Riesenmonster hat er an Schwester Sandra weitergereicht, die diesen Albtraum von einer Spritze nun in einer Halterung an dem schwarzen Kasten befestigt und das vordere Ende in den Infusionsschlauch steckt.

Es ist totenstill im Zimmer. Wie hypnotisierte Kaninchen beobachten meine Eltern und ich diese Vorbereitungen.

»Also, dann öffne ich jetzt den Tropf, Barbara«, bricht Dr. Classen das Schweigen. Wieder kann ich nur nicken, füge mich ergeben meinem Schicksal. Lieber wäre ich zwar weggelaufen, aber dafür bin ich leider zu schwach. Angewidert beobachte ich die rötlich-braune Flüssigkeit, wie sie sich langsam, Millimeter für Millimeter, durch den langen, dünnen Infusionsschlauch zum Eingang meines Hickys vorschiebt. Alle meine Muskeln verkrampfen sich in Abwehrhaltung.

Lieber Elmer, wenn ich die Schmerzen nicht aushalte und ohnmächtig werde, dann nimm mich am besten gleich mit, beschwöre ich meinen Engel, der jetzt bestimmt auf meiner Bettkante oder auf dem Fenstersims sitzt.

Ich kriege zwar meine Zähne kaum auseinander, aber ich will es wissen: »Wie lange dauert das?«, nuschle ich mit völlig verkrampftem Mund.

»Ein bisschen mehr als eine Stunde, also entspann dich!«, versucht Dr. Classen mich zu beschwichtigen und verabschiedet sich.

Inzwischen ist der Infusionsschlauch durchgehend braun. Noch ein paar Minuten, und das zähflüssige Zeug hat sich unter meiner Haut bis zur Vene hochgearbeitet. Dann wird ein Blutschwall diesen ekeligen Saft in meinem Körper verteilen.

Mit geschlossenen Augen warte ich auf den Schmerz. Aber nichts passiert.

Meine Augen sind immer noch geschlossen, als ich nach einer kleinen Ewigkeit in die angespannte Stille meines Krankenzimmers frage: »Wie spät ist es?«

Mama muss sich räuspern, bevor sie mir krächzend antwortet. »Zwanzig nach acht! Wie geht es dir?«

Zwanzig nach acht! Ein Teil der Chemo ist sicher schon in meinem Körper unterwegs. Und ich spüre nichts. Keinen Schmerz, keine Stiche. Die Bombardierung der Metastasen findet schmerzlos, für mich nicht fühlbar, statt.

Ich schlage die Augen auf und grinse meine Eltern erleichtert an.

»Gut!«, antworte ich. »Es tut gar nicht weh!«

Jetzt können auch Mama und Papa wieder lächeln. Zuerst beobachte ich noch den Kolben der Spritze dabei, wie er sich im Schneckentempo senkt, aber das wird schnell langweilig.

»Seid ihr böse, wenn ich den Fernseher anmache?«, frage ich meine Eltern. Wir rätseln noch ein paar Takte herum, wann mir wohl schlecht werden wird, aber dann kommt »Dr. Stefan Frank« und ich vergesse fast, dass an meinem Tropf die Giftspritze hängt.

Nach etwa neunzig Minuten ist die Spritze endlich leer, und Schwester Sandra tauscht sie gegen einen großen Beutel mit durchsichtiger Flüssigkeit aus. »Zum Nachspülen«, erklärt sie. »Das Zeug wirkt schnell, und es soll auch schnell wieder raus aus deinem Körper.«

Mittags warte ich noch immer auf etwaige Auswirkungen der Chemo. Aber es geht mir erstaunlich gut. Besser als sonst, denn ich habe heute den ganzen Tag noch nicht gespuckt.

»Papi«, schmeichle ich, »ich habe solche Lust auf McDonalds. Holst du mir was?«

Ich glaube, er ist froh, endlich etwas tun zu können, denn er springt sofort auf.

Mama staunt nicht schlecht. »Bist du sicher, Babs?«, fragt sie ungläubig, denn in den letzten Tagen hatte ich kaum noch Appetit.

»Ganz sicher«, bestätige ich ihr. »Ich habe heute noch nicht gebrochen und McD gehört zu den Gerichten, die man auch beim Auskotzen ertragen kann.«

»Wie – gibt es da Unterschiede?« Mama scheint ehrlich interessiert.

»Na klar«, bestätige ich.

Papa flüchtet, bevor ich zu meiner Erklärung ansetzen kann.

Ich kann seine Rückkehr kaum erwarten. Als er mir die köstlich duftenden Tüten auf die Bettdecke legt, falle ich mit wahrem Heißhunger darüber her.

Wunderbar! Einfach köstlich!

Danach lehne ich mich zufrieden in meine Kissen zurück, unterhalte mich mit meinen Eltern und schaue nebenbei ein bisschen »Arabella«.

Mitten im Satz und ganz ohne Vorwarnung geht es los. Ein Schwall Erbrochenes schießt wie eine Fontäne aus meinem Mund und ergießt sich über die Bettdecke. Niemand war darauf vorbereitet, aber die Nierenschale wäre sowieso übergelaufen.

Meine Eltern und ich starren entgeistert auf die Bescherung. Für einen Moment reagiert keiner. Mama fängt sich als erste wieder und klingelt nach der Schwester. Als verspäteten Reflex hält sie mir eine Nierenschale hin.

»Mama, es ist zu spät!«, krächze ich mühsam. »Mir ist überhaupt nicht schlecht. Es geht mir gut!«

Tatsächlich. Ich verspüre keinerlei Übelkeit. Geknickt starre ich auf den unappetitlichen Brei, die Überreste meines gerade erst genossenen Mittagessens. »Papa, es tut mir so Leid«, jammere ich. »Das teure Essen!«

Papa erwidert, dass es darauf jetzt wirklich nicht ankommt, aber ich bin untröstlich.

Gleichzeitig wundere ich mich, dass mir gar nicht schlecht ist. Nur mein Magen ist jetzt leider wieder leer, und das spüre ich.

Die Schwester kommt herein, wirft nur einen kurzen Blick auf die Bescherung und eilt davon. Als sie mit einer neuen Bettdecke samt Überzug wiederkommt, frage ich die Fachfrau:

»Ist das immer so nach der Chemo? Mir war gar nicht schlecht, das ist alles ohne Vorwarnung hochgekommen.«

»Na, freu dich doch«, sagt die Schwester. »Aber ob das immer so sein wird, kann ich dir nicht garantieren.«

So toll fand ich das auch wieder nicht, so ganz ohne Ankündigung. Aber ich bin froh, dass mir nicht schlecht ist. Auf dem Weg ins Bad zum Umziehen und Zähneputzen bin ich nur ein bisschen wackelig auf den Beinen.

Kaum liege ich wieder in meinem sauberen Bett, klopft es an meiner Glastür.

Das machen normalerweise nur Besucher, aber ich erwarte gar niemanden.

Es sind die Klinik-Clowns!

Natürlich! Sie kommen jeden Mittwoch, aber letzte Woche habe ich sie leider verpasst. Da waren wir bei dieser HNO-Ärztin.

Sie schaffen es tatsächlich, zu zweit nicht durch die breite Öffnung zu kommen, durch die jedes Krankenbett locker durchpasst. Sie quengeln und streiten und schubsen sich, noch bevor sie überhaupt bei mir im Zimmer sind.

»Halloooo«, begrüßen sie uns umständlich. Der männliche Clown stellt sich als Professor Dr. Pinkel vor und bezeichnet die »Dame« als seine Assistentin. Sie sprechen Schwitzerdütsch. Und sie sind wirklich lustig.

Der »Professor« schnappt sich meine Fieberkurven. Er versucht, sie zu entziffern und kratzt sich dabei verzweifelt am Kopf, weil er sie anscheinend genauso wenig versteht wie wir. Dann hört er mich mit einem Riesenstethoskop ab, hört natürlich nichts und hält es mir zur Kontrolle hin. Ich falle leider darauf rein, denn ein Wasserstrahl trifft mich flugs im Gesicht. Die beiden kugeln sich am Boden vor Schadenfreude. Dann fängt Professor Dr. Pinkel an, mich auszufragen. Wie ich heiße, wie lange ich schon da bin und wie es mir geht. Ich erzähle ihm, dass ich heute meine erste Chemo hatte. »Ah«, tut er ganz wichtig, »da haben wir genau das Richtige für dich!«

Unbeholfen kramen sie zu zweit in ihrer bunten Riesentasche und befördern schließlich einen großen, quietschgelben Eimer hervor. Die Assistentin schüttelt den Eimer umständlich und ausgiebig. Als sie den Deckel abmachen, ist es ein großer Seifenblasenkübel.

Sie füllen mein Zimmer mit Riesen-Seifenblasen. Sie schillern in allen Regenbogenfarben, weil bei mir gerade die Sonne ins Zimmer scheint.

»Das sind Gesundheitsblasen«, belehrt mich Professor Dr. Pinkel. »Und mit jeder Blase, die auf dich fällt, wirst du ein bisschen gesünder.«

Papa macht ein Foto von mir und den Clowns und ein Hupkonzert bricht los. Sofort kommt eine Schwester angerannt. Der »Professor« und seine Assistentin stehen da wie versteinert. Wir anderen schauen ratlos aus der Wäsche. »Aha«, sagt sie mit strengem Blick auf Papas Fotoapparat. »Sie haben fotografiert. Der Infusomat verträgt kein Blitzlicht.«

Professor Pinkel und seine Assistentin verabschieden sich gespielt betreten. Schade, dass sie schon gehen. Sie waren so lustig.

Gegen vier kommt Professor Debatin.

»Und, wie geht es dir heute? Chemo gut überstanden?«, fragt er gleich zur Begrüßung.

»Es war gar nicht so schlimm«, gebe ich zu. »Es geht mir gut. Aber ich habe das Gefühl, ich stinke aus allen Poren. Gerade habe ich mich gewaschen, aber es hilft nichts. Ist das normal?«

Der Professor erklärt mir, dass die Chemotherapie als eine ihrer Nebenwirkungen eine vorübergehende Veränderung des Geschmacks- und Geruchssinns mit sich bringen kann.

Das erklärt auch, warum Mama sagt, sie riecht gar nichts, während ich mich vor meinem unangenehmen Körpergeruch richtig ekele.

Aber solange ich die einzige bin, die diesen Gestank ertragen muss, kann ich es aushalten. Hauptsache, ich muss mich nicht jedes Mal schämen, wenn mir jemand zu nahe kommt.

Donnerstag, 11. Juli 2002

Barbara

In der Nacht hatte ich wieder meine üblichen Hustenanfälle. Dabei hatte ich gehofft, sie werden schon weniger, denn tagsüber habe ich weniger gehustet als sonst. Aber wahrscheinlich lag das an der ganzen Aufregung um die erste Chemo.

Meine Brechattacken sind jetzt tückischer, denn sie kommen meist ohne Vorwarnung. Schlimm daran ist, dass jetzt immer alles auf mir und der Bettwäsche landet. Mama und die Schwestern haben viel zu tun mit mir.

Um acht Uhr morgens kommt Schwester Sandra mit neun (!) Tabletten, die ich schlucken soll.

Oh nein! Gerade habe ich gedacht, ich hätte das Schlimmste überstanden. Entsetzt betrachte ich die bunte Mischung aus kleinen und großen Tabletten und Kapseln.

»Wie jetzt?«, frage ich belämmert. »Wann soll ich die denn alle nehmen?«

»Sofort«, kommt die gut gelaunte Antwort.

»Na, dann bringen sie uns am besten gleich noch zwei Liter Wasser!« Mamas trockener Humor! Aber mir ist gar nicht nach Lachen zumute.

»Wofür sind die denn alle?«, versuche ich Zeit zu gewinnen.

»Ein Antibiotikum als Schutz gegen Infektionen, Paracetamol gegen das Fieber, Kortison zur Unterstützung der Therapie, weil es Entzündungsherde schwächt, und Natulan, die Chemokapseln. Außerdem noch Tabletten, die die Anzahl der Bakterien im Magen-Darm-Trakt verringern, und ein Mittel gegen die Übelkeit«, leiert sie herunter.

Das erzählt die nicht zum ersten Mal! Fassungslos starre ich auf die großen und kleinen Pillen. »Das schaffe ich nie!«, rufe ich aus, »Ich brauche schon für eine einzige Tablette ewig!«

»Versuch mal zuerst die Natulan-Kapseln«, schlägt Schwester Sandra vor und hält mir eine Megapille hin. »Die flutschen wirklich gut. Los geht's!«

Widerwillig gehorche ich und siehe da, es funktioniert. Ich brauche zwar ein ganzes Glas Wasser, um sie runterzuspülen, aber der bittere Geschmack, den man sonst im Mund hat, wenn die Tablette an der Zunge oder am Gaumen kleben bleibt, der fehlt.

»Na siehst du«, meint Schwester Sandra zufrieden und eilt davon. Lässt uns allein mit acht weiteren großen und kleinen Tabletten und Kapseln. Als ich sie endlich alle genommen habe, glucksen meine Eingeweide bei jeder Bewegung, weil ich dazu Unmengen von Wasser in mich hinein geschüttet habe.

Zumindest wissen wir jetzt, dass ich Kapseln leichter schlucken kann, als Tabletten. Mit ihrer rauen Oberfläche bleiben sie mir auf der Zunge, am Gaumen oder im Hals stecken. Und dann muss ich würgen.

Mama sieht sich dieses Theater eine Weile mit an und hat dann eine tolle Idee.

»Man müsste die Tabletten in Kapseln füllen für dich!« Sie hat es nur so dahingesagt, aber mein hoffnungsvoller Blick lässt sie den Gedanken weiterspinnen. »Vielleicht kann man auch leere Hüllen kaufen. Ich zerkleinere deine Tabletten und fülle sie für dich in diese Kapseln!«

Sie klingelt nach der Schwester und fragt, ob das möglich wäre. Wir erfahren, dass man für Kapselhüllen ein Rezept braucht und sie dann in jeder Apotheke bekommt.

»Wenn Papa am Nachmittag kommt, soll er dir gleich welche besorgen!« beschließt Mama.

Um zwölf Uhr bringt Schwester Sandra die nächste Tablettenration. »Wie, schon wieder? Wie oft am Tag muss ich die denn nehmen?«, frage ich ungläubig.

»Um acht, um zwölf, um vier und um acht Uhr abends«, rattert sie runter. »Und es ist sehr wichtig, dass du dich genau an die Uhrzeiten hältst. Hier in der Klinik passen wir darauf auf, aber wenn du nach Hause darfst, müsst ihr dann selbst darauf achten«, belehrt sie uns.

Vier mal neun Tabletten. Das sind ja sechsunddreißig Stück am Tag! Das pack ich nicht! Mir kommt ein neuer Gedanke: »Und wenn ich mich gleich danach übergebe und alle Pillen wieder hochkommen?«

»Dann sehen wir uns an, welche du wieder ausgespuckt hast, und davon bekommst du dann eine Neue«, antwortet Schwester Gnadenlos ungerührt.

Mit einem dicken Seufzer ergebe ich mich in mein Schicksal und greife nach der Wasserflasche auf meinem Nachttisch.

Als Papa gegen drei mit einem Säckchen leerer Kapselhüllen zurückkommt, freue ich mich darüber wie ein Kind über ein lang ersehntes Geburtstagsgeschenk.

Um vier geht Mama mit der dritten Ration an diesem Tag in die Küche, um sie zu zerkleinern und abzufüllen, während ich schon mal tapfer die großen Chemokapseln in Angriff nehme. Die schwimmen trotz großer Schlucke Wasser zwar auch ewig in meinem Mund und sperren sich gegen das Weggespült werden, aber wenigstens bringen sie mich nicht zum Würgen und flutschen irgendwann doch herunter.

Für die restlichen Kapseln, die Mama für mich umgefüllt hat, brauche ich nur noch eine halbe Stunde. Spaß macht das nicht, aber der Wunsch, wieder gesund zu werden, ist stärker als mein Widerwillen.

Dienstag 16. Juli 2002

Barbara

Heute ist der siebente Tag des ersten Chemoblocks. Chemospritzentag! Oder, wie die Ärzte es nennen: Intravenöse Chemotherapie. Zum Glück nur Vincristin, die kleine, hellrote Kanüle, die ich beim letzten Mal gar nicht als Chemospritze wahrgenommen habe.

Dr. Stahnke verabreicht sie meinem Hicky morgens um acht. In nur wenigen Sekunden ist alles vorbei.

Mama

Die Tage vergehen wie im Flug. Wir haben einen Rhythmus gefunden. Viermal am Tag spiele ich für Barbara beim Kapselnschlucken den Coach und Antreiber.

Wegen ihrer Brechattacken braucht sie immer noch etwa sechs Nierenschalen am Tag und drei in der Nacht. Diese Nierenschalen aus Pappe sind eigentlich viel zu klein für die Mengen, die mein Mädchen jedes Mal hervorwürgt. Deshalb müssen wir genauso oft Bettwäsche und Klamotten wechseln, wie sie sich übergibt.

Ich leide unter chronischem Schlafmangel und döse deshalb oft auch tagsüber auf meiner Sonnenliege ein. Jetzt weiß ich wieder, warum Schlafentzug so ein wirksames Folterwerkzeug ist.

Trotz alledem: Die innere Ruhe, die ich zum ersten Mal bei Barbaras Operation verspürt habe, ist geblieben. Nichts kann mich aus der Fassung bringen. Meine Geduld, egal ob beim Kapseln füllen oder beim nicht enden wollenden Wäsche wechseln, ist grenzenlos.

Ich habe keine Termine und keine Verpflichtungen. Es gibt keinen Grund, sich abzuhetzen. Es tut so gut, nur für mein Kind da zu sein. Und für sie alle Zeit der Welt zu haben.

Barbara hat sich zum Fernseh-Junky entwickelt. Auch das nehme ich gelassen. Zum Reden bleibt immer noch genug Zeit. So erzählt sie mir heute endlich, warum sie keinen Kontakt zu den anderen Kindern auf der Station will.

»Ich weiß, dass mir hier geholfen wird. Ich habe Angst, dass mich das Leid der anderen Kinder runterzieht. Und deshalb muss ich Abstand halten«, vertraut sie mir an.

Als ich bedächtig nicke, fragt sie unsicher: »Ist das falsch, Mama?«

Ich sage ihr, dass ich mich freue, dass ihr Selbstschutzmechanismus funktioniert und ich das völlig in Ordnung finde. Sie scheint erleichtert.

Barbara

Bei der Visite teilt uns Oberarzt Dr. Classen mit, dass wir morgen für eine weitere, wichtige Untersuchung mit dem Taxi in die Klinik am Eselsberg fahren müssen.

Ich bin neugierig: »Warum werden wir eigentlich immer in andere Kliniken geschickt, die Klinik hier ist doch so riesig?«

Dr. Classen erklärt mir, dass es rund um Ulm drei Hügel gibt, und auf jedem Hügel steht ein Teil des riesigen Universitätsklinikums. Und weil sie alle zusammen gehören, kaufen sie die teuren Untersuchungsgeräte natürlich nur einmal. Deshalb muss ich für manche Untersuchungen in eine andere Uniklinik.

»PET (Positionen-Emmissions-Tomographie), auch Kontrastmittel-CT genannt, ist eine sehr wichtige Untersuchung«, erläutert mir der Arzt. »Wir können damit jeden weiteren, sonst nur schwer ersichtlichen Tumorbefall aufspüren. Du bekommst eine radioaktive Substanz, die deine Tumorzellen färbt, sodass sie für uns auf den Röntgenbildern sichtbar werden.«

Ich blinzle Mama zu und töne großspurig. »Das schaffen wir auch noch, nicht wahr Mama?«

»Braves Mädchen!«, lobt mich Dr. Classen, bevor er sich samt Gefolge verabschiedet.

Mittwoch, 17. Juli 2002

Barbara

Heute ist ein unglaublich heißer Tag. Aber vielleicht bin ich die Sommerhitze auch nicht mehr gewöhnt. Aus meinem Fenster sehe ich zwar, dass die Sonne scheint, aber die Temperatur in meinem Zimmer ist immer gleich bleibend angenehm.

Als mir der nette, junge Arzt in der Klinik am Eselsberg eröffnet, dass das Kontrastmittel in die Venen meiner Armbeuge gespritzt werden muss, falle ich nicht in Ohnmacht.

Trotzdem: Gut, dass mir Dr. Classen das gestern nicht gesagt hat, sonst hätte ich wieder eine schlaflose Nacht verbracht.

Ich versuche, cool zu bleiben, und angle nur verstohlen nach Mamas Hand. Die drücke ich so fest, während mir das Mittel gespritzt wird, dass Mamas Gesicht schmerzverzerrter ist als meines. Darüber muss ich sogar lachen. Mama sieht mich entgeistert an. »Wie, tut dir das nicht weh?«, fragt sie ungläubig.

»Doch, es brennt wie Hölle, aber dein Gesicht ist zu komisch!«

Dann müssen wir warten, bis sich das Kontrastmittel in meinem Körper verteilt hat.

Es dauert ewig, bis wir endlich in den Raum geführt werden, in dem das Gerät für die Tomographie steht. Hier drin ist es eiskalt. Tut das gut nach der Hitze draußen.

Ich muss mich mit nach oben gestreckten Armen in eine aufklappbare Röhre legen, die aussieht wie eine Sonnenbank. »Jetzt nicht mehr sprechen und bewegen, bis ich wieder hereinkomme!«, mahnt die Schwester, die uns im Wartezimmer abgeholt hat. »Das Gerät checkt dich jetzt von oben bis unten durch.«

Na toll, jetzt liege ich da wie ein zermatschter Frosch, der alle Viere von sich streckt. Anfangs finde ich das noch ganz witzig und lausche dem Rattern des sich nur langsam über mir vom Kopf Richtung Fußende fortbewegenden Aufnahmegerätes.

Aber die Kälte hier drin wird schnell unangenehm. Mein Körper überzieht sich mit Gänsehaut. Ich fange an zu zittern, und meine Arme schlafen ein. Mama ist zwar bei mir, aber ich kann sie weder darauf aufmerksam machen, wie kalt mir ist, noch wie unangenehm meine Liegeposition geworden ist. Die Schwester hat gesagt, ich darf nicht sprechen.

Panik breitet sich in mir aus. Ich will hier raus! Aber ich traue mich nicht, zu schreien. Vielleicht müssen sie dann alles noch einmal machen. Der Gedanke an eine weitere Spritze lässt mich ausharren. Aus Frust und Hilflosigkeit kommen mir die Tränen. Sie laufen aus den Augenwinkeln und bis in die Ohren hinein. Warum sieht Mama nicht, dass ich Hilfe brauche? Sie muss doch spüren, wie kalt es hier ist.

Erst nach zwanzig qualvollen Minuten werde ich erlöst. Ich bin steifgefroren. Mama muss mir beim Absenken der Arme und beim Aufsetzen helfen.

Mama

Zum Nichtstun verurteilt sitze ich in diesem Eisschrank und male mir aus, wie Babsi jetzt zumute ist. Ich habe nicht den Mut, sie zu fragen, wie es ihr geht. Diese Untersuchung ist wichtig, und ich habe Angst, sie könnte eine Wiederholung verweigern, wenn wir jetzt abbrechen.

Deshalb ertrage ich die lähmende Kälte mit ihr und hoffe inständig, dass sie durchhält.

»Ich bin so stolz auf dich«, flüstere ich ihr zu, als der Arzt endlich hereinkommt und meine Tochter erlöst.

Das Ergebnis dieser Tortur bekommen wir in einem großen, braunen Umschlag mit. Leider ist er verklebt, und ich muss meine Neugierde zügeln.

Die Hitze, über die wir vorher gejammert haben, empfinden wir auf dem Rückweg in die Kinderklinik als absolut wohltuend.

»Metastasen im rechten Oberschenkel«, informiert uns Professor Debatin am Nachmittag.

Uns kann eigentlich nichts mehr erschüttern, trotzdem wollen wir natürlich wissen, was das bedeutet. »Das verschlechtert deine Prognose, also deine Heilungschancen, nicht im geringsten«, wendet sich der Professor an Barbara. »Aber es ist gut zu wissen, damit wir die Chemo entsprechend anpassen können.«

Samstag, 20. Juli 2002

Barbara

Es ist zwei Uhr früh, und ich habe mich mal wieder übergeben. Als ich mich schlaftrunken aus dem Bett gleiten lasse, damit Mama es mit der Nachtschwester neu beziehen kann, knickt mir das rechte Bein weg.

Sofort bin ich hellwach. »Mama«, schreie ich hysterisch, »ich spür' mein Bein nicht mehr. Das mit den Metastasen! Ich bin gelähmt! Ich kann nicht mehr laufen!«

Totale Panik bricht aus! Mama und die Nachtschwester verfrachten mich erst mal in einen schnell herbeigeholten Rollstuhl.

Ich stehe so unter Schock, dass ich nur noch unverständliches Zeug vor mich hin nuschele. Mama versteht kein Wort. Also reiße ich mich zusammen und schreie unter Tränen: »Gerade tragen mich meine Beine wieder, und jetzt das. Ich will nicht gelähmt sein!« Dabei trommle ich frustriert mit der Faust auf meinen Oberschenkel, den ich nicht mehr spüre.

»Barbara, jetzt beruhige dich bitte und hör mir zu!«, mischt sich die Nachtschwester ein. Ich hatte ganz vergessen, dass sie da ist und starre sie entgeistert an.

»Du bist nicht gelähmt, das ist eine Nebenwirkung von der Vincristin-Spritze, die du gestern bekommen hast!«

Ich glaube ihr kein Wort. Die will mich nur trösten. »Das kleine Ding?«, heule ich ungläubig.

»Das kleine Ding ist eine hochkonzentrierte Chemo, die dafür bekannt ist, dass sie vorübergehende Lähmungserscheinungen in den Beinen auslöst.« Sie betont das »vorübergehend« als wäre ich schwerhörig.

»Und sie sind sich da ganz sicher?«

»Wenn du willst, hole ich gern einen Arzt, der sich dein Bein mal anschaut«, bietet sie mir an.

Ich nicke kläglich. »Ja, bitte.«

Sie hilft Mama noch, mich wieder in mein Bett zu verfrachten, und eilt dann davon.

Frustriert heule ich vor mich hin. Mama hält mich im Arm und redet beruhigend auf mich ein. Aber es nützt alles nichts. Ich kann nicht mehr aufhören zu weinen. All die Anspannung, dieses ewige Sich-Zusammenreißen und Stark-Sein der letzten zwei Wochen bricht jetzt über mir zusammen. Ich kann nicht mehr und bade in Selbstmitleid.

»Ja, was ist denn hier los?«, macht sich der Arzt bemerkbar, weil wir so mit uns beschäftigt sind.

Ich hebe meinen Kopf von Mamas nassgeweinter Schulter und pruste gleich los. Der Anblick, den Dr. Classen da bietet, ist zu komisch.

Die Nachtschwester hat ihn anscheinend aus dem Tiefschlaf geholt. Seine blonden Locken stehen wirr in alle Himmelsrichtungen, die Brille sitzt leicht schief auf seiner Nase.

Und seine sonst großen, blauen Augen sind verschlafene Schlitze. Dazu kommt noch, dass er seinen Arztkittel in der Eile mit den Nähten nach außen angezogen hat. Ohne es zu wollen, schafft er binnen einer Sekunde, was Mama in den letzten zehn Minuten nicht gelungen ist: Meine Tränen sind versiegt.

Verrotzt und schniefend deute ich auf mein Bein.

»Die Schwester hat mir schon berichtet«, sagt er und schlägt meine Bettdecke zurück. Er beugt und streckt mein Bein, klopft es ab und fragt mich, wo ich etwas spüre.

»Ganz eindeutig die Auswirkung von Vincristin«, bestätigt er die Vermutung der Schwester.

»Aber es ist das Bein mit den Metastasen«, wende ich ein.

»Um so besser!«, lacht er. »Das bedeutet, die Tumorkiller der Chemo sind fleißig bei der Arbeit!«

Das leuchtet mir ein.

»Und wie lange bleibe ich jetzt gelähmt?«

Dr. Classen seufzt in gespielter Verzweiflung. »Du bist nicht gelähmt, es ist nur ein Taubheitsgefühl. Morgen ist es bestimmt schon besser, aber es kann sein, dass du dieses Gefühl noch eine Weile haben wirst.«

Damit kann ich leben. Die Zellenkiller sind am Werk und sie machen ihre Sache gut. Wenn das die Botschaft meines tauben Beines ist, dann darf es mir gern noch eine Weile den Dienst versagen.

Erschöpft von all der Aufregung sinke ich beruhigt zurück in mein Kissen. Mama gibt mir einen Kuss auf die Stirn und ich schlafe sofort ein.

Mittwoch, 24. Juli 2002

Barbara

Heute ist der fünfzehnte und letzte Tag meines ersten Chemoblocks. Morgen werde ich entlassen. Ich darf nach Hause!

Ich bekomme die kleine Vincristin und die große Spritze, genau wie am ersten Tag. Widerwillig füge ich mich der Notwendigkeit, indem ich versuche, die Riesenspritze zu ignorieren. Ich weiß, dass mein Ekel vom bloßen Anblick dieser trägen, rotbraunen Flüssigkeit übermächtig werden würde.

Trotz all meiner Abneigung muss ich den blöden Dingern zugestehen, dass sie gute Arbeit leisten.

Mein Husten ist so gut wie weg. Nach zwei Wochen Chemo! Unglaublich, aber wahr!

Auch körperlich geht es mir besser. Ein großer Spaziergang wäre zwar noch nicht drin, aber ich brauche keinen Rollstuhl mehr, um von A nach B zu gelangen.

Und deshalb darf ich morgen tatsächlich nach Hause.

All diese Fortschritte muss ich mir vor Augen führen, damit ich nicht angewidert vor diesem Stinkezeug flüchte. Wenn ich nur an den Gestank denke, den ich nach dieser Chemo wieder verbreiten werde, wird mir kotzübel.

Von meinem schlechten Allgemeinzustand vor zwei Wochen ist mir nur die ewige Spuckerei geblieben. Früher waren die Hustenkrämpfe der Auslöser. Jetzt ist es die Chemo.

Manchmal gibt es die Übelkeit als Vorboten des Erbrechens. Sie steigert sich dann langsam bis zum Höhepunkt, an dem ich mich endlich übergeben kann. Leider gibt es aber auch das schwallartige Erbrechen ohne Vorwarnung. Das kann ziemlich peinlich werden, wie zum Beispiel bei der letzten Blutabnahme. Da hat der junge Assistenzarzt die volle Ladung abbekommen, weil er sich gerade über mich gebeugt hatte, um mir in den Finger zu pieksen. Das war mir sehr peinlich, aber gleichzeitig musste ich lachen, weil es zu komisch war, wie er mit verdutztem Gesicht dastand, während der Brei langsam von seinem Kittel auf den Fußboden tropfte.

Seither gehen wir ohne Nierenschale nirgends mehr hin.

Mama nennt mich inzwischen ihre »Spuck-Expertin«, weil ich genau weiß, was ich essen darf und was nicht. Welche Speisen leicht und unkompliziert hochkommen und welche ich meiden muss, weil sie entweder grässlich schmecken oder sich sperren, nachdem sie mal im Magen waren.

Barbaras Kotz-Charts:

Diese Gerichte sind ok:

1. Breie aller Art, weil sie in einem Schwall hochkommen und nicht wehtun!
2. Spätzle und Soße, weil das unkompliziert ist (siehe oben), und außerdem isses ´ne relativ kurze Prozedur!
3. Banane, weil sie sich früh ankündigt, sodass man noch ein Gefäß holen kann. Außerdem siehe Punkt 1.

Diese Gerichte sind grauenhaft:

1. Gummibärchen, weil sie meist im Hals stecken bleiben, oder sogar bis in die Nase gehen (iiiiiiigitt)! Das ist nicht nur unangenehm, sondern tut auch noch weh!

2. Pommes und Hähnchen, weil es ewig dauert, bis es vorbei ist, und außerdem wird einem von dem schrecklichen Geruch nur noch übler!
3. Früchte aller Art (außer Banane), weil sie total im Hals brennen und das verdammt wehtut!

Später bei der Visite hagelt es Verhaltensregeln für zu Hause. Weil meine Abwehrkräfte durch die Chemo sehr geschwächt sind, müssen wir Menschenansammlungen meiden. Dazu gehört von der Fahrt mit öffentlichen Verkehrsmitteln, über Kino, Kaufhäuser (!!!) bis hin zu Großveranstaltungen jeder Art einfach alles.

Das sind trübe Aussichten. »Da hocke ich ja zu Hause wie im Gefängnis«, murre ich.

Aber Dr. Stahnke fährt unbeirrt fort. »Kein Besuch von Freundinnen oder Verwandten mit Erkältung oder sonstigen harmlosen Krankheiten. Kleinkinder meiden, denn bei denen weiß man nie, was sie gerade ausbrüten. Bei jedem auch noch so unbedeutenden Infekt sofort in die Klinik kommen. Bei der kleinsten Veränderung, egal ob Fieber, Nasenbluten, Ausschlag oder Schmerzen: Anrufen oder gleich in die Tagesklinik fahren, egal ob bei Tag oder Nacht!«

Die Eindringlichkeit, mit der er uns diese Regeln einbläut, ist beängstigend. Ich verstehe das nicht. Es geht mir doch schon viel besser. Als ich das laut sage, wird Dr. Stahnke sehr ernst: »Du bist in sehr schlechter Verfassung zu uns gekommen, Barbara, und dank der vielen Infusionen und der Therapie hat sich dein körperlicher Allgemeinzustand gebessert. Aber du bist immer noch schwer krank. Den Krebs besiegt man nicht so schnell. Du hast noch etwa ein halbes Jahr Chemotherapie und Bestrahlungen vor dir. Mit jedem Chemoblock werden die Metastasen in deinem Körper weniger, aber auch dein Immunsystem schwächer. Es können alle möglichen Nebenwirkungen auftreten, und jede noch so kleine Erkältung kann sich zu einer Lungenentzündung mit tödlichem Ausgang entwickeln. Bakterien, die durch verbotene Lebensmittel in deinen Magen-Darmbereich dringen oder durch die entzündeten Mundschleimhäute in dein Blut gelangen, können dir im Gegensatz zu gesunden Menschen gefährlich werden. Also bitte, werde nicht übermütig, nur weil sich die schlimmsten Auswirkungen deines Krankheitsstadiums verbessert haben. Du hast noch einen langen Weg vor dir. Und dabei ist es ganz wichtig, dass du dich an die Regeln hältst.«

Als er fertig ist, herrscht betroffene Stille im Raum. Das war deutlich. Verunsichert sehe ich zu Mama, die mir tröstend zunickt. Dr. Stahnke zieht zwischenzeitlich eine Liste aus seinen Unterlagen und legt sie auf meinen Nachttisch. Dann wendet er sich an Mama. »Also, auf dieser Liste finden sie alle Lebensmittel, die Barbara für die Dauer der Chemotherapie meiden muss. Da ist beim Kochen und Zusammenstellen des Speiseplans einiges zu beachten …«

Ich schnappe mir die Liste und fange an zu lesen – »Keimreduzierte Kost für Patienten mit Chemotherapie«. Es sind drei DIN-A4-Seiten, unterteilt in zwei Spalten, über denen »geeignet« und »zu meiden« steht. Ich überfliege die Seiten. Kein rohes Fleisch, kein rohes Gemüse, keine Rohkostsalate. Gekochter Fisch ja, Schalentiere nein. Industriell hergestellte Eissorten darf ich essen, aber Eis vom Italiener oder Softeis nicht. Wie gemein, ich liebe Softeis.

Doch der wahre Hammer kommt ziemlich zum Schluss: Kein Nussaufstrich!

»Was, ich darf kein Nutella essen?«, entfährt es mir entsetzt und ich unterbreche damit die Unterhaltung von Mama und Dr. Stahnke. Er schüttelt bedauernd den Kopf.

»Das halte ich nicht aus. Ich liebe Nutella und ich habe es hier so vermisst. Ich habe schon davon geträumt, dass ich nach Hause komme, mich sofort genüsslich über das Zeug hermache und es löffelweise in mich reinstopfe!« Vielleicht kann er eine Ausnahme machen, wenn er weiß, wie sehr ich das Zeug brauche.

Aber Dr. Stahnke bleibt hart. »Schimmelbefall auf Nüssen ist oft weder sichtbar, noch schmeckt man ihn. Für dich kann das lebensbedrohlich sein. Deshalb verbieten wir den Verzehr von Nüssen und Nussprodukten. Und dazu gehört auch Nutella!«

Na, wenn er es so deutlich sagt, werde ich mich wohl oder übel daran halten müssen.

Donnerstag, 25. Juli 2002

Barbara

Zu Hause kommt mir alles neu und ungewohnt vor. Dabei hat sich hier nichts verändert. Obwohl wir drei Wochen in der Klinik waren, ist alles sauber und frisch. Keine dicke Staubschicht auf den Möbeln, mein Hase Fritzi und Mamas Pflanzen, alle sind wohlauf. Sogar der Rasen im Garten ist gemäht und die Blumen auf der Terrasse blühen um die Wette, als hätte Mama sie täglich gegossen.

Unsere Heinzelmännchen bilden auch das Empfangskomitee, als ich mit Mama und Papa eintreffe. Opa und Oma, Nana und Manne, sowie Mamas Schwester Magda. Oma und Nana müssen schon wieder weinen. Diesmal sind es aber Freudentränen, versichern sie mir. Sie können es nicht fassen, dass ich wieder laufen kann und anscheinend auch ein bisschen zugenommen habe.

Ich weise sie nicht darauf hin, dass es vielleicht am Kortison liegen könnte, wenn mein Gesicht runder geworden ist. Es ist zu schön, sie so glücklich zu sehen.

Mama

All diese Regeln und Verbote, die wir mit nach Hause bekommen haben, machen mir zu schaffen. Die Heimkehr mit meinem kranken Kind aus der Klinik erinnert mich an meine Panik nach der Geburt in den ersten Tagen zu Hause.

Ich bin total angespannt. Jetzt bin ich allein mit Babsi. Es war so einfach, nach der Schwester zu klingeln, wenn es ihr schlecht ging. Ich habe große Angst, etwas falsch zu machen, im Notfall nicht richtig zu reagieren oder eine Verschlechterung zu spät zu bemerken oder gar zu übersehen.

Nachdem uns die Verwandtschaft allein gelassen hat, richte ich Babs auf der Couch im Wohnzimmer ein gemütliches Bett und überlasse sie ihren Gerichtsshows.

Ich gehe in die Küche, um Barbaras Tabletten zu zerkleinern. Dabei fällt mein Blick auf unseren Kühlschrank. Ich brauche ihn nicht zu öffnen, um zu wissen, dass darin paradiesische

Zustände für Keime herrschen. Putztüchtige, schwäbische Hausfrau hin oder her, dieses Gerät ist seit Monaten nicht mehr ausgewischt worden!

Im Krankenhaus gab es einen Putzplan, eine Aufteilung unter uns Eltern. Abwechselnd waren wir dafür verantwortlich, dass der Kühlschrank jede Woche ausgeräumt und desinfiziert wurde.

Barbara kriegt ihre Kapseln und eine Flasche Wasser zum runterspülen. Diesmal muss sie es ohne mein Anfeuern schaffen, denn ich muss dem Keimparadies in unserer Küche sofort zu Leibe rücken.

Unglaublich, was da alles zum Vorschein kommt. Offene Gläser, von Marmelade über Nutella bis hin zu Essiggurken. Weg damit! Alte Joghurts und vor sich hin schimmelnde Karotten in einer Plastiktüte. Ich wische und desinfiziere wie besessen. Nach einer Stunde bin ich zufrieden mit dem Ergebnis.

Nur die von Barbaras Vater besorgten frischen Grundnahrungsmittel wie Eier, Butter und die von Barbara so geliebten Fruchtzwerge dürfen zurück in den Eisschrank. Die frische Milch im Tetrapack schütte ich gleich in den Ausguss. Milch und Säfte nur aus Flaschen, lautet eine Regel! Angebrochene Flaschen und Gläser sollen an einem Tag verzehrt werden. Reste müssen entsorgt werden, denn schon über Nacht bilden sich schädliche Keime, die für Barbara lebensbedrohlich sein können – Hygienemaßnahmen, die kein gesunder Mensch beachten muss.

Ich nehme mir fest vor, den Klinikturnus des Kühlschranksäuberns zu Hause beizubehalten.

Samstag, 27. Juli 2002

Barbara

Wir feiern »Drei-Tage-Spuckfrei«!

Seit wir zu Hause sind, ist mir zwar immer noch schlecht, aber mich hat der Ehrgeiz gepackt: Ich will mich nicht mehr übergeben! Manchmal würgt es mich zwar ganz gewaltig, aber dann biete ich meinen ganzen Willen auf, um es nicht so weit kommen zu lassen. Und: Es funktioniert! Ich bin ganz euphorisch deswegen, und heute Morgen hatte Mama die Idee, das richtig zu feiern. Mit Hähnchen aus Biberachs bester Braterei.

Wie lange habe ich mir Hähnchen schon verkniffen? Ich liebe Hähnchen, und heute möchte ich am liebsten nie mehr aufhören zu essen. Das Fleisch zergeht auf der Zunge, die Haut ist so zart und knusprig und absolut fantastisch gewürzt. Für Mama und mich das reinste Festmahl!

Sonntag, 28. Juli 2002

Barbara

Ich habe das Hähnchen tatsächlich behalten.

Zufrieden räkle ich mich in Mamas großem Bett. Seit wir wieder zu Hause sind, darf ich bei ihr schlafen. Besprochen haben wir das nicht, es war ganz selbstverständlich, denn mein Zimmer ist im Untergeschoss und Mama würde mich nicht hören, falls ich sie nachts brauchen sollte. Obwohl ich die letzten drei Nächte durchgeschlafen habe, will ich nachts nicht allein sein. Mama in meiner Nähe zu wissen, gibt mir ein sicheres und geborgenes Gefühl.

Weil meine Augen noch geschlossen sind, spüre ich nur, wie Mama leise aufsteht, um meine morgendliche Tablettenration fertig zu machen. Auch in den zwei Wochen Chemopause muss ich sechs Tabletten viermal täglich einnehmen.

Es ist so schön ohne diese blöde Kotzerei.

Kaum habe ich diesen Gedanken zu Ende gedacht, bricht es aus mir heraus. Sämtliche Mahlzeiten der letzten drei Tage inklusive Hähnchen vom Abend zuvor. Es ist grauenhaft. Mamas Bettdecke ist ruiniert. Anscheinend hat sie mich würgen gehört, denn sie kommt mit einer Schüssel angerannt. Wieder mal zu spät!

Tränen der Enttäuschung schießen mir in die Augen. Gleichzeitig versuche ich, mich für die Bescherung zu entschuldigen.

Mama winkt nur ab und zieht mich aus dem versauten Bett. »Mir ist so schwindelig«, schniefe ich und merke, dass ich wieder mal kaum stehen kann. Mama holt mir frische Klamotten, hilft mir hinein und deponiert mich auf der Couch im Wohnzimmer.

Dann geht sie zurück ins Schlafzimmer, um das Bett abzuziehen.

Ich fühle mich sehr schwach und schließe die Augen. Verdammt, ich bin so enttäuscht von mir. Ob ich auch gebrochen hätte, wenn ich gestern das Hähnchen nicht so gierig verschlungen hätte?

Auf der Verbotsliste der Ärzte steht Hähnchen nicht, aber auf der meiner Kotzcharts. Vielleicht geht es mir deshalb jetzt immer noch so schlecht.

Als Mama mich anspricht, fahre ich erschrocken hoch: »Barbara, wir fahren jetzt in die Tagesklinik. Da war so rotes Zeug bei deinem Erbrochenen. Das könnte Blut sein. Der Arzt, den ich bereits gesprochen habe, sagt, wir sollen sofort kommen. Und eine Probe von deinem Erbrochenen muss ich auch mitbringen.«

»Oh nein, bitte nicht«, denke ich. Aber für lautstarken Protest reicht meine Kraft momentan nicht aus. Mama muss mich auf dem Weg zum Auto sogar stützen.

In der Tagesklinik der Kinder-Onkologie in Ulm angekommen, muss mir Mama aus dem Auto helfen.

»Kannst du allein laufen?«, fragt sie mich. Als Antwort knicke ich ein. Mama schleppt mich in die Klinik wie ein Westernheld seinen angeschossenen Kumpel.

Zum Glück müssen wir nicht warten. Der Doktor hält uns die Tür auf und hakt mich auf der anderen Seite unter. Gleich neben der Eingangstür ist ein Behandlungsraum. Zum Glück, denn viel weiter wäre ich nicht mehr gekommen. Mir geht es hundeelend.

»Du bist ja leichenblass«, höre ich die Stimme des Arztes, ganz verzerrt, als wären meine Ohren voller Wasser. Er spritzt mir sofort etwas in meinen Hicky. Etwas »Kreislaufaktivierendes«, erklärt er Mama. Ich bin total daneben und mir ist kotzübel. »Nierenschale«, keuche ich und schon geht es wieder los.

»Ich glaube, wir behalten dich erst mal hier«, bestimmt der Arzt, während ich hilflos vor mich hin würge.

Mama hat ganz vorschriftsmäßig den Notfallkoffer dabei. Die herbeigerufene Schwester setzt mich in einen Rollstuhl und schiebt mich durch den langen Glasgang, der die Tagesklinik mit der Kinder-Onkologie verbindet. Das Déjà-vu, das ich habe, als sie mich auch noch in mein altes Zimmer bringt, gefällt mir gar nicht.

Nein, ich will nicht, dass es mir wieder so dreckig geht wie in der Anfangszeit hier auf der Station. Es ist nur ein kurzer Moment des Aufbäumens, dann sackt mein Wille gleich wieder in sich zusammen, denn mir ist soooo schlecht.

Aber bereits nach einer halben Stunde fühle ich mich besser. So gut, dass ich die Glotze brauche.

Später kommt eine Ärztin, die ich noch nie gesehen habe. Sie teilt uns mit, dass in der von Mama mitgebrachten Probe tatsächlich Blut war.

»Da müssen wir leider eine Magenspiegelung machen«, heuchelt sie Anteilnahme und erklärt auch gleich, was sie dabei wieder mit mir anstellen wollen.

Oh Gott, das klingt ja schauderhaft! Ich will keine Sonde eingeführt bekommen! Dabei werde ich bestimmt ersticken. Ich bin doch keine Mastgans!

Elmer, wo bist du? Bitte, hilf mir!

Als die Ärztin endlich weg ist, fange ich an zu weinen. »Mama, ich will das nicht!« und »Glaubst du, das ist die Strafe, weil ich mich so bemüht habe, nicht mehr zu spucken?«

Mama versucht mich zu beruhigen und will mir die Notwendigkeit eines solchen Eingriffs klar machen. Aber ich will nicht einsichtig sein. Oder vernünftig. Ich will nach Hause!

Montag, 29. Juli 2002

Barbara

Bei der Visite am Vormittag eröffnet mir Dr. Classen mit Bedauern in der Stimme, dass »leider« kein Termin für eine Magenspiegelung frei sei in den nächsten Tagen. Und weil seit meiner Einlieferung auch kein Blut mehr in meinem Erbrochenen war, würde man sich vorerst mit einem Magentest begnügen.

Schnell schicke ich ein kurzes, aber inbrünstiges »Danke, Elmer!« an meinen Engel. Noch bevor ich misstrauisch nachfrage, was bei diesem Test passiert.

»Du brauchst nur in ein Röhrchen zu pusten«, ist die äußerst beruhigende Antwort.

Für diesen Test müssen wir auf die allgemeine Kinderstation ins Labor. Dort puste ich in eine Art Strohhalm mit Plastiktüte unten dran. Und aus meiner Atemluft, die jetzt in einem Plastikbeutel aufbewahrt ist, kann man nun herausfiltern, welche Erreger ich in Magen und Darm habe, die möglicherweise das Blut in meinem Erbrochenen erklären könnten.

Zum Glück haben sie keine bösartigen Bakterien gefunden. Und so gehen wir davon aus, dass die Schleimhäute vom ewigen Spucken einfach überreizt waren.

Mir geht es wieder gut. Trotzdem wollen sie mich fünf lange Tage in der Klinik behalten. Einen Brechreiz werde ich nie wieder unterdrücken. Das war mir eine Lehre.

Mittwoch, 31. Juli 2002

Barbara

Eva, die Erzieherin hier auf der Station, hat auch bemerkt, dass es mir deutlich besser geht. Deshalb hat sie mich bei der Visite darauf aufmerksam gemacht, dass heute Nachmittag ein Kurs im Bemalen von Geschirr angeboten wird.

»Hast du nicht Lust, mitzumachen?«, lockt sie mich mit einem aufmunternden Lächeln.

Ich überlege kurz, ob ich mich der Begegnung mit anderen krebskranken Kindern gewachsen fühle.

Jetzt, wo es mir wieder gut geht, ist es ziemlich langweilig, den ganzen Tag nur im Bett zu liegen. »Ja, ich mache mit!«, antworte ich und ernte damit rundum staunende Gesichter. Bei der Belegschaft und bei Mama. Ich sehe ihr an, dass sie sich sehr darüber freut.

»Dann sehe ich dich um vierzehn Uhr in der Gemeinschaftsecke draußen auf dem Gang!«, wirft mir Eva noch zu und eilt der Visite hinterher.

Ich bin ein bisschen aufgeregt, als ich mich in Begleitung von Mama am Nachmittag zu dem Kurs aufmache. Zum ersten Mal treffe ich meine »Leidensgenossen«. Hoffentlich erzählen sie keine schlimmen Geschichten über unsere Krankheit und Auswirkungen der Therapie. Ich will das nicht hören, will mich nicht schuldig fühlen, wenn sie mir erzählen, was sie schon durchgemacht haben. Es würde meinen mühsam aufgebauten Optimismus ins Wanken bringen, und das will ich auf keinen Fall.

Aber dann ist alles ganz anders. Meine Befürchtungen hätte ich mir sparen können.

Der kleine, etwa vierjährige Junge mit der Glatze ist da, der mir schon öfter zugewunken hat, wenn er auf dem Gang mit seinem Bobbycar an meiner Zimmertür vorbeidüste. Sein Hicky schaut aus dem Halsausschnitt seines T-Shirts heraus, was mich wundert, aber ich werde es bestimmt nicht ansprechen. Er grinst mich zur Begrüßung an, vertieft sich dann aber gleich wieder in die Krakelei, die er auf seinem Teller fabriziert.

Neben ihm sitzt ein etwa achtjähriges Mädchen. Elisabeth, wie sie von ihrer Mutter genannt wird, sieht aus, als wäre sie in der Mauser: große, kahle Stellen am Kopf, und die Reste ihres schulterlangen Haares sehen aus, als hätte sie sich seit Tagen nicht gekämmt. Ich betrachte sie verstohlen und nehme mir vor, niemals so herumzulaufen.

Wenn es bei mir mit dem Haarausfall losgeht, werde ich mir gleich eine Glatze schneiden lassen, beschließe ich hier und jetzt.

Die Dritte in unserer kleinen Gruppe ist schon viel älter als ich. Fast erwachsen sieht sie aus. Auch sie blickt nur kurz hoch, als ich mich an den Tisch setze, und arbeitet dann konzentriert weiter an der Vase, die sie mit bunten Farben bemalt.

Die Kursleiterin stellt sich als Frau Leitner vor und fragt, was ich bemalen möchte. Ich deute auf einen Porzellanteller. Sie reicht ihn mir und erklärt, dass ich mit allen Farben, die auf dem Tisch stehen, arbeiten kann und worauf ich achten muss, damit ich bereits Gemaltes nicht verwische.

»Ich nehme eure Kunstwerke mit und brenne sie für euch in meinem Geschäft in Ulm. Morgen bringe ich sie wieder, und dann könnt ihr damit machen, was ihr wollt.«

Ich überlege nicht lange und fange an zu malen. Zuerst ein vierblättriges Kleeblatt, dann ein Glücksschwein und zu guter Letzt einen Marienkäfer. Dass ich lauter Glückssymbole gemalt habe, wird mir erst bewusst, als ich mein Kunstwerk betrachte.

Die Gespräche, vor denen ich mich so gefürchtet habe, finden nicht statt. Jeder von uns Hobbykünstlern ist voll konzentriert und mit Hingabe bei der Sache. Hin und wieder fange ich einen verstohlenen Blick von einem der Teilnehmer auf. Vielleicht plagen uns alle die gleichen Ängste. Vielleicht will hier keiner über die Krankheit reden. Aber ein anderes Gesprächsthema finden wir nicht. Dazu sind die Altersunterschiede zu groß. Die Beschäftigung ist ein guter Vorwand, nicht reden zu müssen.

Ich bin total erleichtert und entspanne mich. Das Malen macht wirklich Spaß.

Mama

Ich bin so froh, dass Barbara sich endlich aus ihrem Zimmer traut. Aber ich wundere mich sehr über ihre plötzliche Schüchternheit. Sie hat kein Wort herausgebracht, als sie sich zu den anderen drei Kindern an den Tisch setzte. So kenne ich meine Tochter gar nicht.

Barbara ist ein Sonnenschein. So offen und zugänglich, auch Fremden gegenüber, dass ich sie bisher eher bremsen musste. Neue Freundschaften zu schließen war für sie nie ein Problem. Es überrascht mich sehr, dass drei Kinder an einem Tisch meine Tochter so einschüchtern können, dass sie mit hochrotem Kopf Platz nimmt und sich dann stumm auf ihre Arbeit konzentriert. Aber ich werde nichts sagen. »Mutter soll nur zuhören«, gehen mir Elmers Worte durch den Kopf. Ich verziehe mich auf den Balkon in den Sonnenschein. Rauchpause.

An der Brüstung lehnt eine junge Frau, die mich gleich mit einem Lächeln begrüßt und sich vorstellt. Sie heißt Andrea und erzählt mir von ihrer dreijährigen Tochter Helena, die wegen einem Neuroblastom hier liegt.

»Das ist ein Tumor mit eigenen Nervenzellen, der an der Niere sitzt. Er pflanzt sich einfach so fort«, erklärt sie mir, weil ich zugeben muss, dass ich nicht weiß, was ein Neuroblastom ist.

»Die Prognose ist sehr schlecht, und ich weiß das«, fährt sie ernster fort, lächelt mich aber gleich darauf wieder an.

»Wir genießen das Leben mit Helena, solange wir sie noch haben«, gibt sie entwaffnend ehrlich zu. Ich spüre einen Kloß in meinem Hals. Sie spricht mir so sehr aus der Seele. Nur, Barbaras Prognose ist bedeutend besser als die von Helena. Würde ich an ihrer Stelle genauso locker über Barbara sprechen können wie Andrea über ihr Kind, dessen Heilungschancen gleich Null sind?

Mit betroffenem Schweigen ist Andrea nicht geholfen. Deshalb erzähle ich ihr, wie schwierig ich es mir vorstelle, auf Dauer all die Essverbote einzuhalten, die wir von den Ärzten mit nach Hause bekommen haben. »Barbara isst doch so gern!«, vertraue ich ihr an.

Andrea lacht mich aus. »Ihr seid wohl noch ganz frisch, was?«, neckt sie mich und schildert mir dann ihr letztes Wochenende mit Helena zu Hause:

»Sie hätte eigentlich stationär bleiben müssen, aber Helena war unausstehlich. Quengelig, nörgelig, einfach nicht mehr zu ertragen. Also habe ich gegen den Willen der Ärzte darauf bestanden, ihr mal wieder ein Wochenende zu Hause zu gönnen.« Dort wollte Helena dann unbedingt Erdbeeren. »Und weißt du was? Ich habe sie ihr gegeben.« Sie ignoriert meinen entsetzten Blick, denn Erdbeeren sind nicht schälbare Früchte und somit strengstens verboten. »Helena hat in diesen Erdbeeren gebadet. Sie hat sie in sich hineingestopft, bis sie wirklich nicht mehr konnte. Sie war von oben bis unten beschmiert mit rotem Beerensaft, und sie war selig!«

Andrea schaut hinauf in den Himmel und betrachtet scheinbar interessiert die vorüberziehenden Wolken. Als sie ihr Gesicht wieder mir zuwendet, glänzen ihre Augen verdächtig, aber sie lächelt. »Hey, ich bin Krankenschwester, ich weiß, was das bedeuten kann. Aber mein Kind war glücklich, und das ist das einzige, was noch zählt!«

Ich nicke bedächtig. Natürlich. Freude ist wichtig. Lebensfreude vermitteln. Das habe ich mir doch auch vorgenommen. Aber wo bleibt die Lebensfreude, wenn alles, was Spaß macht, verboten ist?

»Du hast Recht!«, gebe ich zögernd zu und schäme mich schon wieder, weil ich ihr mit meinem anfänglichen Entsetzen so vorkommen muss, wie all diese Besserwisser, die ich in Gedanken auch schon verflucht habe.

Als ob sie meine Gedanken liest, sagt sie nachsichtig: »Du stehst erst am Anfang. Du musst noch viel lernen, aber du wirst sehen, mit der Zeit wird alles klarer!«

AUGUST 2002

Montag, 05. August 2002

Barbara

Am Freitag durfte ich endlich wieder heim.

Mama will nun einen Homöopathen fragen, ob er ein gutes Mittel gegen meine Brechattacken hat, und eine Kinderpsychologin für mich finden. Meine »selbstzerstörerischen Tendenzen«, von denen Elmer gesprochen hat, die ich an mir jedoch nicht feststellen kann, sollen behandelt werden. Ich weiß nicht einmal, was das ist, aber gerade deshalb brauche ich die Hilfe von Experten, meint Mama.

»Ich will aber nicht zu einer fremden Kinderpsychologin. Ich will zu Frau Gampert!«

Mama sieht mich überrascht an.

»Du gehst doch auch zu Frau Gampert, und du sagst immer, dass dir das hilft«, verteidige ich meinen Wunsch.

»Ja, ja!«, bestätigt Mama, »aber Frau Gampert arbeitet nicht mit Kindern.«

»Na und? Vielleicht wollte noch kein Kind zu ihr. Aber ich will das! Weil ich sie schon kenne.«

Vor so viel Logik kapituliert meine Mutter und verspricht mir, Frau Gampert wenigstens mal zu fragen.

Mama

Barbaras Wunsch kommt für mich sehr überraschend. Selbst wäre ich nie auf die Idee gekommen, da Frau Gampert im Bereich der Erwachsenenbildung, der Andragogik, tätig ist. Sie ist Astrologin, Theologin und Sozialpädagogin mit psychotherapeutischer Zusatzausbildung. Sie hat ein ganz eigenes Konzept entwickelt, das mir besser gefallen und geholfen hat als die klassische Psychotherapie. Nach meiner Beziehung zu Alex, meiner großen Liebe, war ich am Boden zerstört. Ich wollte nicht in meiner Kindheit nach den Ursachen für mein Unglück forschen. Ich wollte meinen aktuellen, desolaten Zustand aufarbeiten, mein ewiges Pech mit Männern ergründen, und die Barrieren zwischen meinem Wissen und Handeln abbauen. Das Konzept von Frau Gampert schien mir dafür mehr als geeignet. Vom Prinzip her würde es auch Barbara gut tun, aber ob sich das Kind und die spirituelle Lehrmeisterin auf einer Ebene treffen können, wage ich nicht zu beurteilen.

Ich rufe Frau Gampert an und unterbreite ihr den Wunsch meiner Tochter. Am anderen Ende der Leitung bleibt es so lange still, dass ich schon meine, die Verbindung wäre unterbrochen.

»Ich muss darüber nachdenken«, sagt sie schließlich. »Und ich werde Elmer zu Rate ziehen.«

Donnerstag, 08. August 2002

Mama

Frau Gampert hat mir die Antwort von Elmer weitergeleitet, in der er sich zu ihren Fragen äußert, ob und wie sie mit Barbara arbeiten soll:

Ist es sinnvoll, wenn Edith Gampert mit Barbara Dussler therapeutisch arbeitet?

JA! Sie soll mit ihr arbeiten und zwar auf eine sehr, sehr leichte und spielerische Weise. Das liebe Erdenkind Barbara kann sehr gut visualisieren, kann sich gut in etwas hineinversetzen, und auf diese Weise kann sie auch »ablösen«, sich von dem Schweren in ihr gut befreien.

[Das liebe Erdenkind Edith soll hier nicht im herkömmlichen Sinne arbeiten, sondern erfühlen, in welchen Bereichen das liebe Erdenkind Barbara leicht mitgeht. Wo keine Sperre und Abwehr vorhanden ist, können auf diese Weise vermeintliche Wände durchstoßen werden.]

Jedwede Arbeit sollte als Grundlage die Freude haben. Das heißt: nicht in eine Schwere und Ernsthaftigkeit hineinfallen und alles hinunterziehen, sondern etwas finden, das beflügelt, etwas, das die Gedankenkraft auf Freude bündelt, sodass hierüber eine enorme Erleichterung kommen kann.

Wir bitten um genauere Hinweise, vielleicht auch Beispiele.

Es geht in dieser Arbeit darum, die Angst zu verlieren vor dem, was zerstört, wenngleich es die eigenen, doch sehr unbewussten Gedanken sind, an die das liebe Erdenkind Barbara alleine nicht herankommt. Durch bildliches Aufbauen und danach gleich Zerstören, ändert sich bei dem lieben Erdenkind Barbara INNERLICH etwas. Sie wird mehr und mehr die Angst vor der Selbstzerstörung verlieren.

Sie soll in den Bereich »Selbstzerstörung« hineingeführt werden, aber auf sehr spielerische Weise, als würde man mit einem Kind eine Sandburg bauen, und wenn sie fertig ist, sagen: Die hat jetzt ihren Sinn erfüllt, wir machen sie kaputt und bauen etwas Neues.

Therapeutisch geht es hier darum, dass es ein Aufbauen gibt, das in einen Zusammenbruch führt, OHNE dass hier große Verlustängste hochkommen. Denn das Wissen, dass alles wieder neu erschaffen werden kann, das muss herauskristallisiert werden.

Worauf soll noch geachtet werden?
Die Sitzungen nicht über Gebühr ausdehnen – es mag sein, dass sie manchmal kurz sind und ein anderes Mal wieder länger, denn das liebe Erdenkind Barbara wird zwar sehr gut mitgehen, doch sich anfangs stellenweise auch leicht sperren.

Diese Hürde sollte das liebe Erdenkind Edith überwinden, indem sie den momentanen Zustand des Kindes in eine Geschichte verstrickt. Schau dir dazu an: Tausendundeine Nacht. Es geht immer wieder weiter, doch das Ende ist offen …

Darum geht es: Nichts unterliegt einem festen Plan, alles kann sich in verschiedene Richtungen entwickeln. Und immer wieder darauf achten, dass es Freude macht!!!

Soll Barbara nicht lieber mit einer Kindertherapeutin arbeiten?
Das ist nicht so gut, da diese meist noch auf einer Schiene arbeiten, sich sehr an die herkömmliche Methode halten und sich meist nicht in Bereiche vorwagen, die davon abweichen. Bei dem lieben Erdenkind Barbara geht es darum, dass Zerstörung nicht als Vernichtung anerkannt wird, sondern dass es einfach ein Zerfallen in die einzelnen Bestandteile oder auch die Urmaterie ist. Sie kann dies intuitiv sehr, sehr gut erfassen und kann hier auch – nach leichten, anfänglichen Schwierigkeiten – gut mitgehen.

Es ist hier so, dass die Thematik mehr von dem lieben Erdenkind Barbara vorgegeben werden soll – sie gibt den Denkanstoß, sie gibt hier den Ton an, und das liebe Erdenkind Edith soll dann lediglich den Faden aufnehmen und anfangen, ein Muster im Teppich zu weben. Es geht hier nur über die rein intuitive Schiene, das spielerische Element ist hier das, was beflügeln soll, was auch innerlich begeistert, und darüber kommt Freude auf, und nur darum – nur darum – geht es hier.

Danke. Elmer

Nach dieser positiven Antwort von Elmer sind auch die anfänglichen Zweifel von Frau Gampert beseitigt. Sie ist nun bereit, mit Barbara zu arbeiten. Wir dürfen gleich morgen Nachmittag für die erste Stunde kommen.

Freitag, 09. August 2002

Barbara

Elmer hat seine Zustimmung gegeben. Ich darf die »Seelenarbeit«, die Mama so wichtig findet, mit Frau Gampert machen. Heute ist meine erste Therapiestunde.

Jetzt sitze ich Frau Gampert in ihrem kuscheligen Hexenhäuschen zum ersten Mal im Sprechzimmer gegenüber. Zwischen uns steht ein Tisch, darauf befindet sich eine Glasbox mit Papiertaschentüchern. Wieso?, frage ich mich.

»Wie geht es dir heute?«, beginnt Frau Gampert unser Gespräch.

Eigentlich ist das eine banale und viel zu oft gestellte Frage, aber bei ihr habe ich das Gefühl, sie will es wirklich wissen.

»Na ja«, stottere ich unsicher, »Besser als vorher, aber wie gut kann es einem mit Krebs schon gehen? Ich frage mich dauernd, warum ich diese Krankheit bekommen habe.«

Frau Gampert erklärt mir, dass wir Menschen für viele Dinge, die sich in unserem Leben ereignen, selbst verantwortlich sind.

»Ich spreche hier nicht von Schuld«, betont sie. »Aber vielleicht gibt es ja Dinge in deinem Leben, die die Krankheit ausgelöst haben könnten. Dinge, die du unterdrückst, aus welchen Gründen auch immer. Die du nicht aussprichst, sondern nur in dich hineinfrisst. Fällt dir dazu etwas ein?«, fragt sie ganz sanft. Überhaupt spricht Frau Gampert immer so leise, dass man Mühe hat, sie zu verstehen.

Ohne lange nachzudenken, fällt mir dazu einiges ein:

»Ich hatte immer schreckliches Heimweh im Internat, obwohl ich da unbedingt hinwollte. Und ich habe eine Freundin im Internat, für die ich alles getan hätte, damit sie mich mag. Aber sie hat mir immer wieder die kalte Schulter gezeigt. Mal war sie nett, und mal wollte sie nichts von mir wissen. Damit konnte ich gar nicht umgehen.«

Frau Gampert ist sichtlich beeindruckt.

»Okay, da gibt es gleich zwei Dinge, über die wir auführlicher reden müssen«, sagt sie.

Die Stunde vergeht wie im Flug. Am Schluss habe ich fast alle Papiertaschentücher verbraucht.

Während ich auf Barbara warte, frage ich mich die ganze Zeit, wie ich sie in Empfang nehmen soll. Ich bin unsicher, ob ich sie ausfragen darf, oder ob Barbara lieber in Ruhe gelassen werden will.

Als Barbara nach etwa einer Stunde die Treppe herunterkommt, sehe ich sofort das zerknüllte Taschentuch in ihrer Hand und ihre roten, verquollenen Augen. Es erschreckt mich ein bisschen, dass sie bereits in der ersten Stunde geweint hat. Wie soll ich jetzt mit ihr umgehen?

Aber Barbara nimmt mir die Entscheidung ab, indem sie mir um den Hals fällt und in meine Halsbeuge schluchzt: »Mama, ich habe dich und Papa so sehr vermisst im Internat. Ich hätte mich so gefreut, wenn ihr mich öfter mal besucht hättet. Aber ich konnte euch das nie sagen, weil ich euch keine Umstände machen wollte.«

Ich bin entsetzt. »Aber Babsi, so ein lächerlicher, kleiner Wunsch. Den hätten wir dir doch gern erfüllt. Ich habe dich doch auch total vermisst. Nur alle drei Wochen durfte ich dich sehen. Glaubst du etwa, das ist mir leicht gefallen? Ich wollte dir nur nicht auf die Nerven gehen mit ständigen Besuchen!«

Auf der Autofahrt von Ulm nach Biberach erzählt mir Barbara dann auch noch von Helena, die ich besser kenne, als Barbaras andere Internatsfreundinnen, weil sie die Osterferien bei uns verbracht hat. Bisher dachte ich, die beiden sind eng befreundet. Dass Helena mit Babsi Katz-und-Maus gespielt hat, ist mir neu. Genau wie die Tatsache, dass Barbara darunter sehr gelitten hat. »Sie war oft so abweisend, als ob sie Spaß daran hatte, mir weh zu tun«, lässt meine verheulte Tochter ihren Frust endlich mal raus.

»Was für ein Unsinn, Barbara! Warum hast du sie nicht einfach ignoriert? Schließlich hast du so viele Freundinnen im Internat!«

»Aber genau deshalb konnte ich nicht verstehen, warum da eine ist, die mich zeitweise nicht mag. Frau Gampert sagt, ich will von allen geliebt werden. Ist das denn so schlimm?«

»Wenn du dich deshalb verbiegst und nicht mehr du selbst sein kannst, dann schon«, versuche ich, die große Expertin, die solche Situationen oft selbst nicht im Griff hat, ihr zu verdeutlichen. Babsi schnieft und holt sich das letzte Papiertaschentuch aus unserer Notration im Handschuhfach.

So aufgelöst und unglücklich habe ich mein Kind noch nie erlebt. »Weißt du, Mama, Frau Gampert sagt, ich muss alles, was mich bedrückt oder ärgert, aussprechen. Mir von der Seele reden. Das habe ich noch nie getan, aber ich muss das jetzt lernen!«

Barbara weint und erzählt. Ich höre zu. Sprachlos. Mein Sonnenscheinchen! Nie wäre mir in den Sinn gekommen, dass sie Probleme hat und diese in sich hineinfrisst. Mir wird bewusst, dass mein Kind nach meinem eigenen Verhaltensmuster funktioniert: »Zeig den Leuten, was sie sehen wollen, dann wirst du geliebt.«

Von anderen Eltern wurde ich immer beneidet, weil meine Tochter so brav, lieb, höflich und immer guter Laune war. Babsi war überall beliebt. Mir ist nie in den Sinn gekommen, dass sie sich dabei verstellen könnte.

Was habe ich da nur angerichtet?

Meine Tochter verarbeitet mit ihrem Krebs mein Lebensthema! Sie will geliebt werden und verbiegt sich dafür in alle Richtungen. Sie will es jedem recht machen und fällt in ein tiefes Loch, wenn ihr auch nur eine Person die kalte Schulter zeigt. Mein Kind kann nicht damit umgehen, abgelehnt zu werden. Egal von wem. Sie will um jeden Preis und von der ganzen Welt geliebt werden. Dafür verdrängt sie sogar ihre eigenen Bedürfnisse. So, wie ich es viele Jahre meines Lebens getan habe.

Auch ich habe immer alles so schwer genommen in meinem Leben, mich dauernd für meine Schwächen entschuldigt und für gesellschaftliche Makel geschämt. So konnte ich zum Beispiel ganz schlecht damit umgehen, bei der Wohnungssuche dem Makler zu gestehen, dass ich allein bin mit Kind.

In meiner nächsten Beziehung hatte ich Verständnis dafür, dass ich als Geschiedene mit Kind nicht die perfekte Partnerin war, die man sich für meinen Freund gewünscht hatte. Unter der Trennung nach vier Jahren habe ich so gelitten, dass ich es nicht geschafft habe, meinen Schmerz vor der damals etwa neunjährigen Barbara zu verbergen.

Ich war geschäftig, kühl und habe viel gearbeitet. Barbara gegenüber war ich sehr streng. Es gab keine Wärme in unserem Zusammenleben. Vielleicht wollte sie deshalb ins Internat.

Barbara ist krank geworden, damit ich mich und meine Einstellung zum Leben ändere. Diese Erkenntnis trifft mich hart.

Mit neunzehn stand ich am Grab eines Freundes, der bei einem Verkehrsunfall ums Leben gekommen war. Damals dachte ich: »Hast du es gut. Wo du jetzt bist, ist alles leicht. Das Leben dagegen ist so schwer.« Mit dieser Einstellung habe ich mein Leben »angepackt«, empfand es immer als Last. Voll von Verpflichtungen und Zwängen. Wäre ich an Krebs erkrankt, hätte ich das Ruder nie so herumgerissen, wie ich das jetzt vorhabe.

Denn wie soll mein Kind lernen, das Leben zu genießen, wenn ich es nicht schaffe, dem meinen eine positive Wendung zu geben?

Freitag, 09. August 2002

Barbara

Zu Hause rumsitzen ist ganz schön öde!

Nachdem ich Blut gespuckt habe, hat Mama einen befreundeten Homöopathen angerufen. Dieser hat mir Nux Vomica in hoher Auflösung verschrieben. Seither war mir nicht mehr übel, und ich habe auch nicht mehr gebrochen. Meine alten Energien kehren zurück, und ich bin voller Tatendrang.

Endlich hätten wir mal Zeit für ganz entspannte Ausflüge und Einkaufsbummel. Aber nein, wir müssen Menschenansammlungen meiden. Einsame Waldspaziergänge stehen nun mal nicht auf meiner Hitliste von Dingen, die Spaß machen.

So bleiben mir nur der Computer und der Fernseher, um mir die Zeit zwischen meinen täglichen Tabletten-Schluck-Marathons zu vertreiben. Ich spiele auch mal ein bisschen Klavier oder leiste Fritzi im Garten Gesellschaft. Aber da ich die Sonne meiden muss, darf ich immer erst gegen Abend nach draußen.

Ich hätte nie gedacht, dass ich die Schule mal vermissen würde!

Barbara sitzt auf der Waschmaschine und sieht mir zu, wie ich eine Ladung nasse Wäsche in den Trockner fülle. Seit es ihr besser geht, ist sie wieder sehr gesprächig und mitteilsam. Sie hat sich im Internet über Morbus Hodgkin informiert und fragt mir jetzt Löcher in den Bauch.

Mir ist nicht ganz wohl bei diesem Gespräch, denn obwohl ich sie nie angelogen habe, so habe ich doch die eine oder andere Information verschwiegen, um sie in der schweren Zeit des anfänglichen Diagnoseschocks nicht noch mehr zu belasten oder gar in Panik zu versetzen.

Aber meine schlaue Tochter kennt in Bezug auf ihre Krankheit keine Berührungsängste mehr.

»Mama, werde ich später mal Kinder haben können?«

Da ist es! Eines der Themen, die ich mir gern noch ein paar Jahre aufgehoben hätte. Blödes Internet, fluche ich für Barbara unhörbar.

»Wie kommst du denn darauf?«, frage ich, um Zeit zu gewinnen.

»Also bei ›Spätfolgen der Chemotherapie‹ stand da auch was von ›möglicher Unfruchtbarkeit‹«.

»Ja, es kann sein, dass du wegen der Chemo später keine Kinder kriegen kannst«, gebe ich zu. »Aber mit Sicherheit kann das niemand vorhersagen«, versuche ich meine Worte abzuschwächen.

Aber ich habe mein Kind unterschätzt.

»Ach, das macht nichts, dann adoptiere ich halt welche!«, meint sie unbekümmert.

Ich bin völlig platt, wie locker sie das sieht. Schließlich hat sie früher immer betont, dass sie mal eine große Familie mit mehreren Kindern haben will. Für sie hat es nämlich nur Nachteile, ein Einzelkind zu sein. Den Vorwurf macht sie mir immer, wenn keine ihrer Freundinnen Zeit für sie hat.

Seit wir wieder zu Hause sind und Barbara nicht mehr bricht, habe ich viel Zeit zum Nachdenken. Es sind nur drei Fragen, die mich ununterbrochen beschäftigen und auf die ich keine Antwort finde: Wie kann ich meinem Leben eine positive Wendung geben? Wie schaffe ich es, Barbara Lebensfreude vorzuleben? Und was muss sich in meinem Leben ändern, damit ich mir die Kraft und Ausgeglichenheit, die ich in unserem Ausnahmezustand erfahren durfte, später auch in den Alltag hinüberretten kann?

»Irgend etwas stimmt nicht mit dem Leben, wie ich es bisher geführt habe!« überlege ich laut bei Frau Gampert, die ich inzwischen auch wieder regelmäßig aufsuche.

Ich bin in einer Situation, in der andere zusammenbrechen und in Weltuntergangsstimmung verfallen. Warum geht es mir trotz der Krankheit meiner Tochter so gut?

Nach Barbaras Krebsdiagnose habe ich von einem Tag auf den anderen allen meinen Patienten abgesagt. Mein Beruf und mein Verdienst waren auf Eis gelegt. Eine Last war von mir abgefallen: Niemand zerrt mehr an mir herum, ich muss niemandem mehr helfen, keine Kraft mehr aufbringen für Leute, die selbst nichts tun.

Frau Gampert macht mich darauf aufmerksam, wie oft ich in letzter Zeit negativ von meinen Patienten spreche. Genau das will ich analysieren.

Sie fragt mich, was mir Spaß macht. Meine spontane Antwort: »Rennen, Reiten, Motorrad fahren – Geschwindigkeit, Luft, Lachen.«

»Und da sitzen Sie in ihrem Beruf jeden Tag acht Stunden lang ruhig und konzentriert neben ihren Patienten?«, fragt sie mit süffisantem Lächeln.

Mir geht ein ganzer Christbaum auf: Es ist mein Job! Mein Beruf macht mir in der Form, in der ich ihn momentan ausübe, keinen Spaß mehr!

Es ist eine Schlüsselstunde in meinem bisherigen Leben.

Montag, 12. August 2002

Barbara

Ab in die Tagesklinik zum Auftakt des zweiten Chemoblocks!

Eigentlich ist mir gar nicht so kämpferisch zumute, wie sich das anhört. Ich versuche eher, mir Mut zu machen. Inzwischen kenne ich ja die Prozedur, aber das macht es auch nicht einfacher, sie über mich ergehen zu lassen. Die Abneigung, die ich gegen diese zähe Flüssigkeit in der großen Spritze empfinde, hat mir in den letzten Tagen schon so manchen Albtraum beschert. Dementsprechend unglücklich und maulfaul hocke ich auf der Fahrt nach Ulm neben Mama auf dem Beifahrersitz.

In der Tagesklinik komme ich in ein Zimmer, in dem bereits ein Mädchen am Tropf hängt.

»Das ist Janina«, stellt uns der Arzt vor, während er die große, grässlich rotbraune, dicke Spritze in ihre Halterung schiebt. Wir nicken uns verhalten zu.

Janina sieht süß aus mit ihrem bunten Kopftuch, das ihre Glatze verdecken soll, und den lustigen Sommersprossen im Gesicht. Sie liest, während die Chemo in ihren Hicky tropft. Früher habe ich auch viel gelesen, aber seit der Krankheit eigentlich gar nicht mehr.

Auch zu Hause sehe ich zum Zeitvertreib immer noch am liebsten fern.

»Stört es dich, wenn ich den Fernseher anmache?«, frage ich höflich, aber unverbindlich. Sie ist fast im gleichen Alter wie ich, aber auf Konversation mit einem anderen krebskranken Kind habe ich auch heute keine Lust. Ihr scheint es ähnlich zu gehen. Sie schüttelt verneinend den Kopf und steckt die Nase tiefer in ihr Buch.

Zehn Uhr. Zeit für »Dr. Stefan Frank« auf RTL. Den ungläubigen Blick von Janina ignoriere ich geflissentlich. Es gibt viele Leute, die meinen Hang zur Dramatik nicht verstehen, besonders seit ich krank bin. Aber mir gibt das etwas, und ich ziehe positive Energie aus jeder Krankenhausserie.

Mama

Es gefällt mir gar nicht, mit welchem Widerwillen Barbara die intravenöse Chemo über sich ergehen lässt. Ich muss mir etwas einfallen lassen, damit die Besuche in der Tagesklinik nicht nur mit Angst und Ablehnung verbunden sind. Wir brauchen etwas, worauf wir uns freuen können an diesen Tagen. Außerdem werde ich Frau Gampert bitten, mit Barbara über ihre Abneigung zu sprechen.

Mit Janinas Mutter verstehe ich mich sofort. Barbaras Verhalten Janina gegenüber ist mir ein Rätsel. »Schwätz doch mal mit ihr«, versuche ich das Eis zu brechen, aber sie schüttelt den Kopf, und ich sehe, dass ihr mein Vermittlungsversuch peinlich ist.

Barbara hatte noch nie Anschlussprobleme, hat immer und überall schnell Freunde gefunden. Seit sie Krebs hat, ist das anders.

Mittwoch, 14. August 2002

Barbara

Als mich Frau Gampert am Anfang unserer zweiten Stunde fragt, wie es mir geht, erzähle ich ihr, mit wie viel Ablehnung und Ekel ich die Chemotherapie in der Tagesklinik über mich ergehen lasse. Sie will wissen, warum das so ist.

»Die Farbe und Zähigkeit dieser Flüssigkeit sind so widerwärtig. Mir stehen die Haare zu Berge, wenn ich sehe, wie dieses grässliche Zeug durch meinen Hicky in meinen Körper fließt. Und danach stinke ich aus allen Poren, sodass ich mich vor mir selber ekele.« Allein der Gedanke an das alles reicht aus, dass es mich schüttelt.

»Nennst du das etwa positives Denken?« In Frau Gamperts Stimme schwingt nur leiser Tadel, aber es reicht, dass ich mich ein bisschen schäme.

»Natürlich nicht, aber an der Chemo ist nun mal nichts positiv«, erwidere ich trotzig.

Für den Rest der Stunde versucht sie, mir schöne Bilder in Zusammenhang mit der Chemo aufzuzeigen. Ich soll daran denken, dass die Chemo meine kranken Zellen zerstört und mir vorstellen, wie diese Flüssigkeit mein Innerstes säubert, reinwäscht und frisch und glänzend hinterlässt.

Es fällt mir nicht leicht, diese Bilder anzunehmen, aber ich verstehe, was sie meint. Frau Gampert entlässt mich nicht ohne mein Versprechen, das bewusste, positive Denken bei der nächsten Chemo wenigstens auszuprobieren.

Mama

Barbara und ich nehmen meist Einzelstunden bei Frau Gampert. Während die eine bei ihr ist, wartet die andere im »Salon«. Meistens bringe ich mir ein Buch mit und Barbara ihren Gameboy.

Seit der letzten Stunde rattert mein Hirn auf Hochtouren, und ich brauche kein Buch, um mir die Zeit zu vertreiben, bis Barbaras Stunde vorbei ist. Meine gesamte Existenz ist beim letzten Mal in Frage gestellt worden. Seither überlege ich fieberhaft, wie und was ich in meinem Alter neu anfangen könnte. Klar ist mir inzwischen nur, dass ich in meinem Beruf wieder »Action« brauche.

Ich erinnere mich an die erste Zeit nach meiner Ausbildung zur Osteopathin. Damals habe ich zwei Jahre im Krankenhaus in der Abteilung für Querschnittgelähmte gearbeitet. Da war ich gefordert. Man musste zupacken können, und es war ein gutes Gefühl, anderen Menschen aktiv zu helfen. Wir übten mit den Neuzugängen das Überwechseln vom Rollstuhl ins Auto, ins Bett und zurück. Auch das Stadttraining, das Meistern von Bürgersteigkanten, Rampen etc. war eine spannende und befriedigende Aufgabe.

Vielleicht sollte ich doch noch Medizin studieren? Das war immer der große Wunsch meines Vaters. Dann käme für mich aber nur der Einsatz in der Notaufnahme oder als Rettungssanitäter in Frage. Denn ganz offensichtlich macht mir die Arbeit nur Spaß, wenn ich gefordert und gebraucht werde.

Als junges Mädchen wollte ich Schauspielerin werden. Da bin ich gewiss nicht die einzige, aber immerhin ging ich so weit, eine Aufnahmeprüfung an einer Schauspielschule abzulegen. Heimlich, denn meine Eltern hätten das niemals erlaubt.

Damals bin ich durchgefallen und habe diesen Traum beschämt ad acta gelegt. Viele Jahre habe ich nicht mehr daran gedacht. Bis Barbara bereits im zarten Alter von drei oder vier Jahren bei Familienfesten immer etwas aufführen wollte. Dieser Präsentationswut meiner Tochter stand ich recht skeptisch gegenüber, denn ich wollte nicht für eine dieser Mütter gehalten werden, die ihre Kinder regelrecht »dressieren«. Aber je älter sie wurde, desto weniger konnte ich sie bremsen. Mit sechs Jahren fand ich für sie einen Theaterworkshop für Kinder an der Jugendkunstschule in Biberach. Sie war von Anfang an mit Feuereifer dabei, und es hat ihr immer großen Spaß gemacht, auf der Bühne zu stehen.

Die Erinnerung an meinen eigenen Jugendtraum hatte ich erfolgreich verdrängt, bis ich mich dabei ertappte, wie ich dachte: »Ich wünschte, meine Eltern hätten meine Neigungen nur halb so gefördert wie ich das bei Babsi tue!« Bin ich etwa neidisch auf meine eigene Tochter? Niemals! Nur ein bisschen traurig bei der Frage, wie anders mein Leben hätte verlaufen können.

Und jetzt stehe ich noch einmal an einem Wendepunkt in meinem Leben. Aufgrund meines Alters kann ich wahrscheinlich zum letzten Mal, aber zum ersten Mal auch völlig unbeeinflusst von anderen, eine eigene berufliche Entscheidung treffen. Ich bin niemandem mehr Rechenschaft schuldig!

Soll ich etwa Schauspielerin werden?

Weil mir die unterschiedlichsten Ideen durch den Kopf spuken, ich mich aber so gar nicht entscheiden kann, will ich Elmer um Rat fragen.

Montag, 19. August 2002

Barbara

Siebter Tag des zweiten Chemoblocks. Vincristin-Tag. Der Aufwand scheint mir fast zu hoch, wegen dieser Minispritze nach Ulm zu düsen. Die Spritze selbst ist schnell gesetzt, aber danach hänge ich noch eine Stunde am Tropf, um das Mittel wieder rauszuspülen.

»Mann, ist das ätzend!«, motze ich beim Verlassen der Klinik. Mama sieht mich seltsam an, sagt aber nichts. Wir kurven durch die Stadt in Richtung Autobahn. Plötzlich biegt Mama falsch ab. »Hey, wo willst du denn hin?«, frage ich verdutzt.

»Abwarten!«, befiehlt Mama geheimnisvoll.

Sie bleibt vor einem großen Restaurant stehen. »Wiley's Club« steht in großen Lettern über dem Eingang. Ich begreife immer noch nicht.

»Willst du da etwa rein?«, frage ich ungläubig.

»Jap!« Mamas Augen sprühen vor Unternehmungslust. »Aber das darf ich doch nicht«, gebe ich ungern zu bedenken. Natürlich hätte ich Lust auf ein nettes Mittagessen im Restaurant und unter Menschen. Aber die Ärzte …

Mama zerstreut meine Bedenken.

»Mittags um diese Zeit ist da nie viel los. Komm, wir gönnen uns das jetzt!«

Ich folge ihr zögernd, bereit, auf dem Absatz kehrt zu machen, wenn der Laden voll ist. Wir betreten einen Riesensaal mit sehr eleganter Ausstattung, leiser Jazzmusik, die Tische zum Glück nur mäßig besetzt.

Wir suchen uns einen Tisch etwas abseits. »Wow«, flüstere ich Mama leise zu, »ganz schön nobel!«

»Das ist ein ehemaliges Offizierskasino der Amerikaner«, sagt Mama, »und das Essen hier ist Spitze! Wart's nur ab!«

Mama

Barbara wirkte so niedergeschlagen nach diesem Besuch der Tagesklinik mit Chemo, dass ich schnell handeln musste. Wir werden noch viele Monate nach Ulm in die Tagesklinik fahren müssen. Ich muss etwas finden, damit Barbara sich auf diese Tage freuen kann.

Erst als wir durch Neu-Ulm fahren, fällt mir das Wiley‘s ein. Das war schon immer meine erste Wahl, wenn ich mir beim Essen gehen das Lokal aussuchen durfte. Es ist nur ein Versuch, aber Barbara gefällt es hier genauso gut wie mir.

Wir beschließen, gemeinsam, nach jedem Besuch der Tagesklinik im Wiley's Mittagessen zu gehen. Wir haben unser Highlight gefunden, das die ungeliebten Chemo-Tage erträglicher machen wird.

Mittwoch, 21. August 2002

Barbara

Heute kommt Mel!

Meine beste Freundin aus Kindertagen, zu der ich auch während meiner Internatszeit nicht den Kontakt verloren habe. Ich bin ganz aufgeregt, denn ich hatte keine Freundin zu Besuch, seit ich krank bin.

Unser erstes Telefonat vor zwei Tagen war etwas merkwürdig. Zuerst habe ich ihr erzählt, warum sie so lange nichts von mir gehört hat und sie dann gefragt, ob sie gesund ist.

»Ich würde mich so freuen, wenn du mich besuchen kämst, aber du darfst keine Erkältung oder sonstige Krankheit haben. Durch die Chemo habe ich ganz wenig Abwehrkräfte, sagen die Ärzte, und deshalb muss ich mich auch von Leuten mit harmlosen Infekten fern halten.«

Mels Stimme klang ganz leise, als sie mir versicherte, wie gern sie mich besuchen kommen würde. »Aber jetzt muss ich weg, du hast mich gerade noch erwischt!«

Es wundert mich kein bisschen, wie kurz angebunden sie ist. Ich freue mich nur tierisch auf ihren Besuch.

Als es am Nachmittag endlich an der Tür klingelt, rase ich hin, um Mel hereinzulassen. Ich drücke sie ganz fest und erzähle ihr, wie sehr ich mich freue, sie zu sehen. Erst dann fällt mir auf, wie unsicher sie wirkt.

»Hallo Mel, ich bin's, Babsi«, versuche ich den vertrauten Umgang mit ihr wieder herzustellen. Weil sie immer noch leicht verlegen erscheint, packe ich sie an der Hand.

»Komm, wir gehen auf mein Zimmer«, schlage ich vor.

Dort angelangt, findet sie endlich ihre Sprache wieder: »Darf ich dich was fragen?«

»Klar doch, alles, was du willst. Ich habe mich nicht verändert, auch wenn ich krank bin«, versuche ich sie aufzulockern.

»Auch über den Krebs?«

»Auch über den Krebs.«

Zuerst gesteht sie mir aber noch, dass sie an dem Tag, als ich anrief, gar nicht weg musste. Sie hatte einen dicken Kloß im Hals und musste weinen, wollte aber nicht, dass ich das mitkriege. Deshalb hat sie das Gespräch so schnell beendet.

»Aber warum denn?«, rufe ich aus. »Ich werde doch wieder gesund!«

Danach stellt sie mir tausend Fragen über meine Krankheit und die Behandlung. Bereitwillig gebe ich Auskunft.

Als Mama mit meiner Sechzehn-Uhr-Ration Tabletten kommt, kriegt Mel große Augen. Da ich mitten im Chemoblock stecke, sind es wieder neun Kapseln, die ich schucken muss. Nicht einmal vor meiner Freundin schaffe ich es, die Kapseln lässig und routiniert runterzuspülen. Es ist mir schon peinlich, wie viel Wasser ich für jede einzelne Pille brauche. Aber auf Mels Gesicht lese ich nichts als ehrliches Bedauern. Sie lacht mich nicht aus, und dafür bin ich ihr sehr dankbar.

Während Babsi mit ihrer Freundin beschäftigt ist, checke ich meine E-Mails. Die Durchsage von Elmer ist dabei! Ich lese sie sofort.

Soll Claudia ihre berufliche Richtung (Osteopathie) weiter verfolgen oder die Richtung ändern?
Ja, ich sehe. Das liebe Erdenkind Claudia hat sehr, sehr viele, noch schlummernde Talente, und sie sollte sich nach Möglichkeit nicht auf einen Bereich begrenzen – das kann sie später immer noch machen.

Es geht bei dem lieben Erdenkind Claudia darum, dass sie viel Bewegung und Abwechslung braucht. Der Bereich Osteopathie ist gut, doch es ist so, dass sie sich auch selbst weiterbringen will, die Seele drängt so sehr danach, dass sie sich ausweiten und ausdehnen muss.

Sie hat die Anlage einer guten Schauspielerin in sich, auch Musik ist ein Bereich, der bei ihr viel löst und auslöst – ihre Kreativität ist mit der Osteopathie zum Teil lahm gelegt. Daher auch die innere Unzufriedenheit, das Weiter-und-weiter-Suchen-und-Sich-weder-hier-noch-dort-zu-Hause-Fühlen.

Claudia sagt, dass sie früher Schauspielerin werden wollte.
JAAAAAA, DAS ist es! Sie hat es in sich, und es wird sie immer dahin drängen – sie kann einen Teil mit therapeutischer Arbeit einigermaßen gut abdecken. Sie gehört wahrlich auf die Bühne und soll es auch machen.

Sie soll es machen!

Heißt das, sie sollte die Schauspielschule besuchen?
Das wäre genau das, was ihrem Naturell entspricht. Genau!!! Das liebe Erdenkind Claudia kann es kombinieren – kann es in die therapeutische Schiene einbauen, und dann ist sie wieder auf ihrer Plattform – eher wird sie innerlich nicht wirklich zur Ruhe kommen. Dann findet sie Erfüllung, dann findet sie sich, dann ist sie dort »wo die Seele hin will«. Vorher wird immer Unruhe und Unrast, Unausgewogenheit und auch eine gewisse Orientierungslosigkeit in ihr hochkommen. Immer!

Wo liegen ihre Stärken?
In jedweder Richtung die Wendigkeit, Bewegung, Kreativität erfordert. Sie kann schauspielern, tiefe Gespräche führen, kann andere anspornen und begeistern, und sie kann gut verkaufen. All diese Richtungen müssen kombiniert sein, damit sie »reisen« kann. Innerlich wie äußerlich. Denn für das liebe Erdenkind Claudia ist nichts schlimmer, als auf einer Stelle festgenagelt zu sein (beruflich wie privat).

Hinderlich ist das Denken, das noch in sehr konventionellen Bahnen abzulaufen scheint – hiervon muss sie sich mehr und mehr lösen. Denn das ist die Fessel und nichts anderes. Sie muss sich schrittweise mehr und mehr frei machen.

Also doch Schauspiel! Elmers Aussage ist sehr deutlich.

Ich muss es noch einmal versuchen! Zwanzig Jahre habe ich die Entscheidung eines Gremiums an einer Schauspielschule auf den Sockel gehoben. »Du bist nicht gut genug«, war mir wie ein Stempel in die Seele gebrannt. Aber wenn Elmer sagt, ich habe das Talent für eine gute Schauspielerin, dann ist das für mich mehr wert als alle Schauspiel-Prüfungsausschüsse dieser Welt.

Sofort fange ich an, im Internet eine Suchmaschine nach Schauspielschulen in Baden Württemberg abzufragen. Viele haben eine Altersbegrenzung, aber in Stuttgart finde ich eine private Schauspielschule, die auch ältere Leute (wie sich das anhört!) aufnimmt.

Die nächste Aufnahmeprüfung findet am fünften September statt. Oh Schreck, das ist schon in zwei Wochen! Aber sie verlangen nur Improvisationen, frei nach Fantasie zu gestaltende Szenen. Das kann ich!

Sofort fülle ich die Online-Bewerbung aus und schicke sie ab.

Samstag, 24. August 2002

Mama

Bisher hat Barbara von meiner Lebenskrise nichts mitbekommen. Aber es wird Zeit, sie einzuweihen. Ich muss ihr beibringen, dass ich es noch einmal wissen will und eine Aufnahmeprüfung an einer Schauspielschule machen möchte.

Wohl ist mir nicht beim Gedanken an dieses Gespräch. Bisher war die Schauspielerei allein Barbaras Bereich. Wird sie glauben, dass ich ihr etwas wegnehmen will? Vielleicht erklärt sie mich auch für völlig verrückt und hat Angst, dass ich sie und mich lächerlich mache.

Beim Mittagessen schneide ich das Thema an. Ohne lange Vorrede springe ich ins kalte Wasser. »Babsi, ich habe mich für eine Aufnahmeprüfung an einer Schauspielschule angemeldet.«

Barbara fällt die Gabel aus der Hand. »Waaas? Bist du wahnsinnig?«, kriege ich dann auch gleich zu hören. Aber sie grinst und mir wird klar, dass sie sich köstlich amüsiert über die Vorstellung ihrer »alten« Mutter auf einer Bühne. Nein, sie ist nicht entsetzt, genervt oder total dagegen. Sie ist ein bisschen verwundert, und das ist ihr gutes Recht.

Also erzähle ich meiner staunenden Tochter von meinem heimlichen und gescheiterten Versuch, als junges Mädchen auf die Bretter zu gelangen, die damals für mich die Welt bedeutet hätten. Wie groß meine Zweifel sind, weil mir klar geworden ist, dass ich beruflich nicht glücklich und ausgelastet bin und von Elmer, der Schauspiel in Kombination mit therapeutischer Arbeit für mich als richtigen Weg bestätigt hat.

»Weißt du Barbara, ich muss mich bei dir bedanken«, schließe ich die Geschichte ab. »Du machst momentan so viel Leid durch und hilfst mir damit, wieder zu mir zu finden. Durch die Arbeitspause hatte ich viel Zeit, über unser Leben nachzudenken, und ich habe viele Fehler gemacht. Aber ich verspreche dir, ich mache alles wieder gut. Wir werden noch ganz viel Spaß miteinander haben. Deine niedergeschlagene und verbissene Mutter gibt es nicht mehr. Ich werde dafür sorgen, dass wir beide ab jetzt das Leben genießen!«

Barbara hängt gebannt an meinen Lippen. Als ich sie um Zustimmung bittend ansehe, fällt sie mir um den Hals: »Ich finde es toll, wenn du das machst. Und ich freue mich, dass du jetzt so glücklich bist!«

Dieses Gespräch mit Mama war der Hammer!

Im ersten Moment dachte ich zwar, jetzt dreht sie durch, aber ich fand es auch toll. Mit ihrer Begeisterung hat sie mich schnell angesteckt und überzeugt.

So offen und ehrlich hatte sie nie zuvor mit mir über sich selbst gesprochen. Überhaupt habe ich sie nie zuvor so fröhlich und gelöst erlebt. Genau so habe ich mir meine Mutter immer gewünscht.

Schon mit etwa neun Jahren habe ich es gespürt, wenn sie traurig war. Aber wenn ich wissen wollte, was mit ihr los war, bekam ich immer nur zur Antwort: »Nix.«

Manchmal hat sie dann sogar geweint.

Ich dachte immer, es sei meine Schuld. Wenn sie mir nur gesagt hätte, was sie bedrückt. Ich hätte sie so gern getröstet. Aber diese Abfuhr war deutlich für mich. »Rühr' mich nicht an und lass' mich in Ruhe!« Das hat mich sehr belastet.

Mir fällt gerade ein, dass Mama manchmal nach meinen Vorstellungen doch erwähnt hat, dass sie auch gern auf der Bühne stehen würde. »Aber ich bin zu alt dafür!«, wischte sie diesen Wunsch dann immer gleich wieder weg. Das habe ich schon damals nicht verstanden. »Warum probierst du es nicht?«, wollte ich sie immer fragen. Aber ich hatte nie den Mut dazu.

Seit ich krank bin, ist sie aktiv, gut gelaunt und witzig drauf. Früher trug sie immer eine schwere Last, die ich zwar nicht beschreiben konnte, die aber auch für mich sehr bedrückend war. Zu viel Unausgesprochenes war zwischen uns.

Wir lebten miteinander, redeten miteinander, aber offen sind wir nicht miteinander umgegangen. Ich glaube, da haben wir inzwischen beide etwas bei Frau Gampert gelernt.

Montag, 26. August 2002

Barbara

Heute ist wieder Chemo-Tag in der Tagesklinik. Die große und die kleine Spritze. Letzter Tag des zweiten Chemoblocks.

Ich denke an Frau Gampert und die Bilder, die sie mir in den letzten zwei Sitzungen eingetrichtert hat. Die Chemo tut mir gut und macht mich gesund. Sie breitet sich warm und reinigend in meinem Körper aus, vernichtet alle schlechten Zellen und hilft den guten, wieder stark und kräftig zu werden.

Und ich freue mich auf unser anschließendes Mittagessen bei Wiley's.

Ungeduldig starre ich auf das schwarze Kästchen, dessen Druckvorrichtung den Kolben der großen Spritze so nervtötend langsam nach unten drückt und so den Inhalt der Spritze im Schneckentempo in meinen Hicky tropfen lässt.

Janina liegt auch wieder im Bett neben mir und lässt dieselbe Prozedur über sich ergehen.

»Scrabble?«, höre ich sie plötzlich fragen. Überrascht sehe ich zu ihr hinüber. Tatsächlich, sie spricht mit mir.

»Ja, gern!«, antworte ich spontan. Wir tauschen nur ein paar Informationen aus. So erfahre ich, dass Janina auch MH hat und dass dies bereits ihr letzter Chemoblock ist. »Hast du es gut!«, seufze ich und bin ein bisschen neidisch. Danach reden wir nur noch über das Spiel. Unsere Mütter gehen raus auf den Gang, um sich zu unterhalten.

Und dann wird Janina plötzlich schlecht. Ich drücke den Knopf, um die Schwester zu rufen. Die ist auch ganz schnell da, aber leider nicht schnell genug, um Janina den Spucknapf zu reichen, bevor sie sich übergibt.

Von der Schwester alarmiert, stürzen unsere Mütter mit ins Zimmer. Mama ist sichtbar erleichtert, dass mit mir alles in Ordnung ist, während Janinas Mutter sofort zu ihrer Tochter eilt, die immer noch würgt und sich krümmt.

Ich bin total schockiert. Nicht, weil Janina sich übergeben musste, sondern weil sie gerade ihren letzten Chemoblock durchmacht und immer noch reihert, wie ich in meiner schlimmsten Anfangszeit.

Mein schwer erarbeiteter Optimismus gerät ins Wanken. Wird das jetzt bei mir wieder losgehen? Meine Haare sind auch noch nicht ausgefallen. Vielleicht geht es mir nur vorübergehend gut, und mit jedem weiteren Chemoblock wieder schlechter.

Janina ist ein einziges Häuflein Elend, wie sie sich jetzt mit Hilfe ihrer Mutter umzieht, während die Schwester das Bett frisch bezieht. Sie tut mir so Leid.

Als wir die Klinik endlich verlassen dürfen, lasse ich dort ein Stück meiner Zuversicht zurück. Mama entgeht meine gedrückte Stimmung nicht, aber sie fängt erst an, mich auszufragen, als wir gemütlich bei Wiley's sitzen und unsere Bestellung aufgegeben haben.

»Wie geht es dir?«

»Gut!«

»Aber irgend etwas bedrückt dich. Lass es raus!«

»Okay. Ich habe Angst, dass es mir auch bald wieder so schlecht geht wie Janina.«

»Aber du nimmst doch das homöopathische Mittel, und seither spuckst du nicht mehr. Warum sollte sich das ändern?«

»Weil die Chemo bei mir vielleicht noch nicht so wirkt. Meine Haare habe ich auch noch!«

Mama erinnert mich an die Kraft der positiven und negativen Gedanken. Sie hat Recht, ich darf mich durch diesen Zwischenfall nicht runterziehen lassen. Erst als das geklärt ist, kommt sie wieder auf meine Haare zu sprechen. Ich glaube, sie ist froh, dass ich dieses Thema endlich mal angesprochen habe. Aber im Vergleich zu all den anderen Katastrophen, die ich bisher verkraften und überstehen musste, schien mir der unvermeidliche Haarausfall nicht so wichtig.

»Du wirst deine Haare verlieren. Wie geht es dir bei dem Gedanken?«

»Na ja, toll finde ich es nicht. Aber ich nehme es in Kauf, weil ich gesund werden will. Schließlich wachsen die Haare ja wieder nach!«

Sie sieht mir fest in die Augen, sucht nach einer Lüge oder Unsicherheit, aber ich halte ihrem Blick ohne Probleme stand. Ich habe die Wahrheit gesagt. Der Haarausfall geht vorbei, sobald die Chemo zu Ende ist. Da nimmt Mama meine Hand und sagt, dass sie meine Einstellung bewundert und wie stolz sie auf mich ist, weil ich so »erwachsen« geworden bin.

Donnerstag, 29. August 2002

Barbara

Beim Aufstehen registriere ich aus dem Augenwinkel etwas Dunkles auf meinem Kopfkissen. Es ist ein dickes Büschel meiner langen Haare. Es liegt da, als hätte es mir jemand in der Nacht abgeschnitten. Meine Hände schießen automatisch hoch an meinen Kopf, und ich taste ihn ab. Eine kahle Stelle spüre ich nicht. Vorsichtig fahre ich mir mit den Fingern durch die Haare und halte weitere Büschel in meinen Händen.

Oh Gott, es ist so weit!

»Mama!«, schreie ich, während ich aus dem Schlafzimmer stürme.

Wir treffen uns auf halbem Weg zwischen Küche und Wohnzimmer. Sie hat alles liegen und stehen gelassen, als sie meinen Schrei hörte. Ich klinge wohl ziemlich panisch.

»Was ist los?«, fragt sie mich verdutzt, als sie mich wohlbehalten vor sich stehen sieht. Ich strecke ihr nur meine Hände entgegen, in denen ich die ausgefallenen Haarbündel halte. Auch sie braucht einige Sekunden, um zu verstehen, was passiert ist.

»Aha«, meint sie und es klingt fast erleichtert. »Es geht also los!«

Ich nicke betrübt.

»Na komm, du wusstest doch, dass das passieren wird!«, versucht sie mich zu trösten.

»Ja, schon«, antworte ich lahm.

Nach dem Frühstück habe ich mich mit meinem extremen Haarausfall bereits abgefunden. Nicht zuletzt, weil Mama mich an die Aussage der Ärzte erinnert: »Wenn die Haare ausfallen, ist das ein Zeichen, dass die Chemo wirkt!« Also muss ich froh sein, dass mir die Haare endlich ausgehen.

Am Nachmittag kommt Oma zu Besuch. Wir sitzen auf der Terrasse im Schatten und essen Kuchen. Stolz führe ich ihr meinen Spezialeffekt von »mit den Fingern durch die Haare fahren« vor. Oma ist bestürzt. »Mein armes Mädchen!«, glaubt sie mich trösten zu müssen.

Aber ich winke nur ab. »Das ist nicht schlimm, Oma, es bedeutet, dass die Chemo hilft.«

Oma kann sich dennoch nicht beruhigen und lamentiert weiter: »… aber die schönen Haare!«

»Die wachsen wieder nach«, antworte ich cool »Und morgen lasse ich mir eine Glatze schneiden!«

Jetzt ist auch Mama baff.

Ich erkläre den beiden, dass ich keine Lust habe, jetzt tagelang wie ein halb gerupftes Huhn herumzulaufen. »Jetzt stellt euch mal vor, ich gehe die Straße entlang, und das leiseste Lüftchen weht mir büschelweise die Haare vom Kopf! Das ist doch mega-peinlich! Dann lieber gleich Glatze!«, verteidige ich meine Entscheidung. Es dauert ein paar Sekunden, bis Mama und Oma das verkraftet haben.

Oma findet ihre Sprache zuerst wieder und versucht natürlich sofort, mir das auszureden. Aber Mama hält zu mir. Letztendlich ist es beschlossene Sache. Morgen gehen wir zum Friseur. Oma will auch mitkommen, obwohl ich ihr versichere, dass ich keinen seelischen Beistand brauche.

Freitag, 30. August 2002

Barbara

Ich sitze beim Friseur vor dem großen Spiegel und warte auf Annemarie. Sie schneidet mir schon die Haare, seit ich ein kleines Mädchen bin. Jetzt bin ich gespannt auf ihre Reaktion, wenn sie hört, was ich vorhabe. Die wenigen kahlen Stellen, die ich schon habe, werden optisch noch gut verdeckt, weil mein Haar sehr dicht und dick ist.

Annemarie begrüßt uns fröhlich und weist mir einen Patz vor dem Spiegel zu. »Na, Barbara, was darf es denn heute sein? Spitzen schneiden oder etwa gar ein paar Zentimeter kürzer?«

»Nein«, sage ich und genieße jeden Augenblick, »ganz kurz …«

Annemarie ist entsetzt. »Was, du willst deine schönen, langen Haare abschneiden? Bisher hast du doch immer um jeden Millimeter geweint, den ich dir zu viel abgeschnitten habe. Nein, nein, das musst du dir noch einmal überlegen. Die langen Haare stehen dir so gut! Mit Kurzhaarschnitt kann ich mir dich gar nicht vorstellen!«

Ich beiße mir auf die Lippen, um nicht loszulachen. »Eigentlich …«, beginne ich zögernd, denn plötzlich komme ich mir doch ein bisschen schäbig vor, weil ich sie auflaufen lassen will. »Ach, Mama, bitte erklär' du es ihr!«

Wie die meisten Erwachsenen reagiert auch Annemarie mit totaler Betroffenheit. Sie fährt mir durch die Haare, während Mama erzählt und hält natürlich auch gleich ein paar Büschel in der Hand. Fassungslos starrt sie darauf und hört weiter zu.

Als Mama fertig ist und sie wieder hochsehen muss, bemerke ich im Spiegel, dass Tränen in ihren Augen glitzern.

»Das ist wirklich nicht so schlimm«, beeile ich mich, ihr die Sache zu erleichtern. »Die Chemo hilft mir, und der Haarausfall ist der äußerliche Beweis dafür, sagen die Ärzte!«

»Willst du nicht noch etwas warten, bevor du diesen radikalen Schritt unternimmst? Noch sieht man keine kahlen Stellen«, versucht mich Annemarie umzustimmen.

Langsam werde ich ungeduldig. Warum finden es alle so schlimm, die Haare zu verlieren? Die wachsen doch wieder nach! Außerdem wird meine Glatze all diejenigen zum Schweigen bringen, die mich jetzt fragen, warum ich nicht in der Schule bin, wenn sie mich tagsüber mit Mama irgendwo antreffen.

»Und wenn man morgen schon was sieht, muss ich wiederkommen. Nein, bitte, ich will das jetzt hinter mich bringen!«

Annemarie holt mit einem tiefen Seufzer ihr Handwerkszeug. Schnipp, schnapp. Lange Strähnen landen auf dem Boden. Ich betrachte mich im Spiegel. Es ist zwar keine Frisur, aber ich kann mir jetzt zumindest vorstellen, wie ich mit kurzen Haaren aussehen werde, wenn sie wieder sprießen. »Gar nicht so schlecht, oder?« frage ich Oma und Mama. Beide nicken zustimmend.

Dann starren wir alle drei auf den Rasierer, den Annemarie jetzt anschmeißt. Rrrrrrr, das Geräusch des Rasierapparates erinnert mich an Papas Morgentoilette. Es hat etwas Vertrautes an sich. Annemarie steht da, als warte sie auf mein Kommando.

»Okay, los geht's!«, grinse ich aufmunternd. Wie in den amerikanischen Soldatenfilmen, wenn die neuen Rekruten ihren Einheitshaarschnitt verpasst bekommen, setzt sie den Rasierer jetzt an meiner Stirn an und fährt damit bis hinter in den Nacken. Ich glaube, ich schließe jetzt doch besser die Augen. So halb geschoren muss ich mich nicht unbedingt sehen.

Das Vibrieren des Rasierers kitzelt ein wenig auf meiner Kopfhaut, aber ansonsten ist es ein eher angenehmes Gefühl.

»Fertig«, krächzt Annemarie nach einer Weile.

Ich glaube, auch Oma und Mama hatten sich weggedreht, denn als ich die Augen aufmache, drehen sie sich gerade wieder zu mir um. Oma heult gleich los, aber Mama und ich betrachten neugierig dieses fremd anmutende Wesen, das uns aus dem Spiegel entgegenlächelt. Ich erkenne mich wirklich kaum wieder. Es ist unglaublich, wie sehr Haare doch verändern. »Das bin ich!«, denke ich verwundert. »Ungeschminkt und ungeschmückt!«

»Möchtest du eine Perücke anprobieren?« fragt Annemarie vorsichtig.

Ich schüttle entschieden den Kopf. »Auf keinen Fall! Ich stehe zu meiner Glatze und zu meiner Krankheit«, erkläre ich entschieden.

Oma holt Luft, wahrscheinlich um mich zu einer Anprobe zu ermuntern, aber Mama hält sie zurück, indem sie ihr die Hand auf den Arm legt und sie beschwörend ansieht.

Danke, Mama!

Zurück auf der Straße ernten wir neugierige bis entsetzte Blicke von Passanten. Aber das stört mich nicht. Jetzt können sie sich wenigstens denken, dass ich krank bin und glauben nicht mehr, dass ich Schule schwänze.

Viel interessanter, aber auch irritierender ist das Gefühl, dass da nichts mehr mitschwingt, wenn ich den Kopf bewege. Und obwohl es heute sehr heiß ist, empfinde ich den leisesten Windhauch auf meinem kahlen Haupt als kalt. Wie gut, dass jetzt nicht Winter ist!

Mama

Es ist unglaublich, wie positiv Barbara mit ihrem plötzlichen Haarausfall umgeht. Und ich habe mich wochenlang nicht getraut, dieses Thema anzusprechen. Natürlich habe ich beim Aufzählen der Nebenwirkungen der Chemo den Haarausfall mit erwähnt, aber weil Babsi nie näher darauf eingegangen ist, wollte ich sie auch nicht dazu drängen. Elmers Ratschläge sind mir immer präsent: *»Mutter soll nur zuhören, niemals in sie dringen ...«*

Es ist mir schon fast unheimlich, wie selbstverständlich sie Frau Gamperts spirituelle Geisteshaltung verinnerlicht zu haben scheint. Sie trägt ihre Glatze fast wie ein Statussymbol. Stolz und hoch erhobenen Hauptes. Den entsetzten Blicken mancher Menschen auf der Straße, die uns nicht kennen, begegnet sie mit einem entwaffnenden Lächeln. Es ist ihr völlig egal, was andere über sie denken.

Fast kommt es mir vor wie ein Rollentausch. Sie lehrt mich, wie schön das Leben ist, wenn man sich von gesellschaftlichen Zwängen befreit. Natürlich sind bestimmte Verhaltensmuster bei mir viel eingefahrener als bei meiner zwölfjährigen Tochter, aber ich ärgere mich doch sehr über meinen Hang, nirgends negativ auffallen zu wollen. Bevor Barbara krank wurde, hatte sie dieses Muster von mir bereits übernommen. Aber sie hat es abgestreift und weggeworfen wie einen alten, verschlissenen Mantel. Elmer und Frau Gampert haben ganze Arbeit geleistet.

Ich dagegen bin immer noch eine Gefangene der Konventionen. Deshalb meide ich inzwischen die Stadt. Denn wenn ich gefragt werde, wie es mir geht, kann ich nur »blendend« sagen. Das erwartet aber keiner von einer Mutter, deren Tochter Krebs hat. Die ungläubigen Blicke der Angesprochenen drücken bestenfalls aus, dass sie mich für übergeschnappt halten. Nicht zurechnungsfähig, verrückt geworden. Warum kann ich nicht so cool sein wie Babsi? Ich mag mich zwar auch nicht mehr verstellen, ziehe mich aber lieber zurück, als mit meiner Meinung offen gegen bürgerliche Moralvorstellungen anzutreten.

Ich finde es toll, dass Babsi so über den Dingen steht und ich bewundere sie dafür.

SEPTEMBER 2002

Montag, 02. September 2002

Barbara

In der Tagesklinik kommt meine Glatze gut an. »Na endlich, jetzt sieht man wenigstens, dass du dazu gehörst!«, empfängt mich Schwester Sandra. Ich freue mich wirklich, sie wieder zu sehen und sie ist total beeindruckt, wie fit ich aussehe. Auch mein selbstbewusstes Auftreten gefällt ihr.

Heute steht in der Tagesklinik eine Großuntersuchung an: Ultraschall (Bauch, Brustkorb, Hals), Röntgenaufnahmen des Brustkorbs, Echo-EKG und natürlich das obligatorische Blutbild, um meine Leukozyten zu checken.

Doktor Classen erklärt mir, dass diese Untersuchungsreihe nach dem zweiten Chemoblock nötig sei, um herauszufinden, ob die Chemotherapie ihre Wirkung zeigt.

Ich zeige auf meine Glatze: »Tut sie doch!«

Er lächelt »Gut siehst du aus damit! Vielleicht kreierst du damit noch einen neuen Modetrend!«

Ich strahle ihn an.

»Aber um die Untersuchungen kommen wir leider trotzdem nicht herum. Wir würden nämlich gern ein bisschen genauer wissen, was in deinem Körper momentan so vor sich geht.«

Ergeben strecke ich mich auf der Untersuchungsliege aus, neben der das Ultraschallgerät steht.

»Und? Welchen Körperteil von mir möchten sie zuerst von innen betrachten?«, frage ich frech.

Nur knapp schaffen wir es noch zu Wiley's.

Mama holt sich einen Teller Salat von diesem reichhaltigen, für mich fast unerträglich appetitlichen Salatbuffet. Leider stehen all die leckeren Sachen auf meiner Verbotsliste. Angefangen von der offen stehenden Salatsoße bis zu sämtlichen Sorten rohen Gemüses und frisch gewaschenen Salaten.

Heute fällt es mir besonders schwer zu widerstehen. Mama merkt natürlich sofort, wie sehnsüchtig ich auf ihren Teller starre.

»Hast du Lust auf Salat?«

Heftiges Kopfnicken meinerseits. »Aber ich darf ja nicht«, maule ich missmutig und bestelle mir ein gut durchgebratenes Schnitzel mit gut durchgekochten Kartoffeln.

»Da gehört ein Salat dazu!«, knurre ich unleidig.

»Meinst du, dieser Salat wird dir schaden, wenn du jetzt so einen Heißhunger darauf hast?«

Ich überlege, höre in mich hinein, wie es mir Frau Gampert beigebracht hat. »Ich glaube nicht!«, sage ich schließlich.

»Dann hol dir einen!«, ermuntert mich Mama.

Das lasse ich mir nicht zweimal sagen. Am liebsten hätte ich das ganze Buffet leergeräumt, aber ich begnüge mich mit einem kleinen Teller. Mal so zum Testen.

Langsam und genüsslich kaue ich jedes Blatt und jede Gurkenscheibe mit der verbotenen, aber bestimmt leckersten Salatsoße, die ich je in meinem Leben gegessen habe.

Mama vergisst, ihren eigenen Teller leer zu essen. Sie sitzt da und beobachtet fasziniert, wie ich genieße.

Mama

Wir haben ein Verbot gebrochen und es hat uns beiden gut getan.

Barbara tat mir so Leid. Sie konnte ihre Augen nicht abwenden von diesem Salatbuffet. Obwohl es auch sonst immer so gut aussieht, hat sie heute zum ersten Mal wegen des Verbots echten Frust geschoben. Der Groschen ist bei mir aber erst bei dem Wort »Heißhunger« gefallen. Es erinnert mich an mein Gespräch mit Andrea. Wie sie mir das Glück ihrer dreijährigen Tochter Helena beschrieb, die in verbotenen Erdbeeren »gebadet« hat.

Damals war ich entsetzt über Adreas Leichtsinn.

Heute kann ich sie verstehen. Es gibt doch nichts Schöneres, als heimlich ein Tabu zu brechen. Besonders, wenn man sein krankes Kind damit glücklich machen kann.

Mittwoch, 04. September 2002

Mama

Ich gebe zu, wenn Barbara auf ihren Salat eine Magenverstimmung oder Schlimmeres bekommen hätte, wäre dies wohl der erste und letzte Regelverstoß geblieben. Aber Barbara hat unser kleines Abenteuer schadlos überstanden.

In diesen Tagen und Wochen zu Hause haben wir viel geredet und viel diskutiert. Barbara konnte mir endlich all die

Dinge sagen, die sie früher belastet haben. Wie etwa mein Umzugswahn.

»Ich bin jetzt zwölf Jahre alt und bin mit dir bereits elfmal umgezogen!«, warf sie mir beispielsweise vor. Ich erfahre, wie sehr sie das ewige Umziehen gehasst hat. »Ich kenne doch gar kein Zuhause. Immer warst du auf der Suche nach etwas Besserem!«

Schon wieder ist es Barbara, die mir vor Augen führt, dass ich meine inneren Probleme immer versucht habe, durch Äußerlichkeiten zu lösen.

Ihre Attacken stimmen mich nicht nur nachdenklich, sondern nagen nächtelang an mir. Was habe ich nur alles falsch gemacht? Wie kann ich neue Fehler vermeiden? Ist es schlimm, dass ich mich jetzt an die Schauspielerei klammere wie eine Ertrinkende? Warum muss ich schon wieder etwas Neues anfangen?

In meinen Therapiestunden mit Frau Gampert versuche ich mit ihr gemeinsam, Antworten auf diese Fragen zu finden. Aber wir kommen nicht weiter. Deshalb stellen wir eine Reihe meiner wichtigsten Fragen für Elmer zusammen.

Donnerstag, 05. September

Barbara

Mama ist heute bei ihrer Aufnahmeprüfung für die Schauspielschule. Ich finde das toll und will es am liebsten jedem erzählen. Aber Mama hat mich zu absoluter Geheimhaltung verdonnert. Nur Papa musste sie einweihen, weil sie nicht wollte, dass ich allein zu Hause bleibe.

Am Nachmittag bekomme ich Besuch von Mel und ich schaffe es tatsächlich, ihr nicht zu erzählen, wo Mama heute ist. Obwohl es mir auf der Zunge brennt, denn ich bin so stolz auf meine Mutter. Aber als Mama am späten Nachmittag die Haustür aufschließt, sind alle guten Vorsätze und Versprechungen vergessen. Ich schieße in die Diele und schreie:

»Und? Wie ist es gelaufen?«

»Ich hab's geschafft!«, jubelt Mama.

Wir vollführen einen Freudentanz im Flur. Erst als wir innehalten, bemerken wir Papa und Mel, die in der Tür stehen und uns entgeistert anstarren.

Mama

Als ich Mel in der Tür stehen sehe, denke ich: Oh je, hoffentlich weiß es jetzt nicht gleich ganz Biberach!

Am Abend setze ich mich mit Babsi zusammen, um darüber zu reden, wie es weitergehen soll. Montag beginnt bereits der Unterricht, und zwar ganztägig. Aber es gibt auch Abendkurse, für die ich jedoch keine Prüfung gebraucht hätte. Ich erkläre Babsi, dass es für mich sehr wichtig war, eine Aufnahmeprüfung für eine Schauspielschule zu bestehen. »Ich wollte es einfach wissen!«

Dann erzähle ich ihr von meinem letzten Gespräch mit Frau Gampert und ihrem Satz: »Können sie mit ihrer Tochter in eine Wohngemeinschaft in Stuttgart ziehen, weil sie sich keine eigene Wohnung mehr leisten können? Wenn es ihnen so wichtig ist und sie damit umgehen können, dann machen sie es!«

Danach bin ich nach Hause gegangen und habe darüber nachgedacht. Will ich wirklich so weit gehen? Kann dies, trotz Elmers totaler Zustimmung, wirklich mein Weg sein?

»Und weißt du was?«, frage ich meine andächtig lauschende Tochter, »Ich will nicht nach Hollywood, ich will mich nicht ständig hinterfragen, Rollen studieren und leben, wie Hannelore Elsner in ihrem Film ›Abgeschminkt‹.« Ich will ganz ohne Druck Unterricht nehmen und das Erlernte später vielleicht in meine therapeutische Arbeit integrieren. Aber zuerst mal will ich Spaß haben und meine Neigung ausleben.

»Wenn du willst, werden wir die Schauspielerei ab jetzt gemeinsam als Hobby betreiben«, schlage ich Barbara vor. »Ich würde gern die Abendkurse besuchen, und du darfst mit! Ich habe bereits mit der Leiterin der Schule gesprochen, habe ihr erzählt, dass du Krebs hast und mit Glatze kommst. Sie hat nichts dagegen.«

Barbara fällt mir freudestrahlend um den Hals. »Das ist ja cool, Mama!« Aber gleich darauf wird sie traurig. »Aber das geht ja gar nicht! Ich soll doch größere Menschenansammlungen meiden«, wendet sie ein. Ich erkläre ihr, dass der Kurs nur acht Teilnehmer umfasst. »Wenn du Lust hast, kommst du einfach mal mit. Wir machen so etwas wie eine Probestunde. Dann sehen wir weiter.«

Sonntag, 08. September 2002

Mama

Heute ist ein wunderbarer Spätsommertag. Ich nutze die Gelegenheit, um in unserem Garten herumzuwerkeln. Als meine Nachbarin Martha auf ihre Terrasse kommt, grüße ich freundlich wie immer. Sie kommt auf mich zu, und ich stelle mich auf ein freundliches Pläuschchen über Gartenarbeit ein.

Als sie näher kommt, fällt mir auf, dass sie ein ganz missmutiges Gesicht zieht. Und dann legt sie los: »Weißt du, ich kann jetzt gar nicht mehr mit dir umgehen!« Ich sehe sie total perplex an, denn ich habe keine Ahnung, wovon sie spricht.

»Musst du denn immer nur an dich denken? Kannst du denn niemals verharren? Musst du dem Kind jetzt auch noch das Theater wegnehmen? Immer geht es nur um dich und deine Karriere. Immer weiter, immer mehr. Ich dachte, durch die Krankheit von Barbara kommst du endlich mal zur Ruhe, aber nein! Du machst immer weiter!«

Natürlich rechtfertige ich mich, »Ich kann Babsi doch mitnehmen …«, aber durch die lange Zeit, die ich bereits Bewusstseinschulung mache, wird mir sofort klar, dass der Angriff sitzt. Weil ich mich verteidige.

Ich bin ziemlich wütend auf Martha und muss mir doch eingestehen, dass es ein Vorwurf ist, den ich mir selber mache. Er wurde nur von jemand anderem ausgesprochen und aus meinem Unterbewusstsein hochkatapultiert.

Sie hat es geschafft. Sie hat mich ausgebremst. Jetzt denke ich darüber nach, ob ich es bleiben lassen soll mit meinem Schauspielunterricht.

Barbara

»Warum bist du so traurig?«, frage ich Mama, als sie von der Terrasse ins Wohnzimmer kommt. Ich sitze am Computer, aber ich spüre sofort, dass sie nicht mehr so fröhlich ist wie sie es noch beim Rausgehen war.

Mama erzählt mir von der Begegnung mit der Nachbarin.

Ich bin total empört über diese fiese Anschuldigung und versuche, Mama zu trösten. »Aber du weißt doch, wie sehr ich mich schon auf den Kurs freue. Lass dich von der nicht beeinflussen!«

Dienstag, 10. September 2002

Barbara

Wir sind in der Tagesklinik in Ulm. Heute ist wieder Chemospritzen-Tag.

Die große Untersuchung vor etwa acht Tagen hat gezeigt, dass mein Körper gut auf die Chemotherapie anspricht.

»Ab sofort bekommst du am ersten Tag des Chemoblocks Vincristin, das kennst du schon und Cyclophosphamid«, erklärt Dr. Classen.

Zuerst bin ich total erleichtert, denn die neue Spritze ist nur halb so groß wie die andere, und die Flüssigkeit hat ein viel freundlicheres, helles Rot.

Ich kann mir ein freudiges Grinsen nicht verkneifen, aber Dr. Classen dämpft meine Stimmung gleich wieder.

»Das Cyclo greift die Nieren an. Deshalb musst du über Nacht hier bleiben. Wir müssen deinen Urin beobachten und das Zeug schnell wieder ausspülen. Du bekommst fünf Liter Flüssigkeit per Infusion gleich hinterher.«

»Ich will nicht hier bleiben, ich will mit Mama zu Wiley's«, denke ich unwillig.

Als Dr. Classen mein betrübtes Gesicht sieht, versucht er, mich wieder aufzubauen. »Weißt du, Barbara, wir sind hier alle sehr beeindruckt, wie super du mitmachst. Wenn ich an das Häufchen Elend denke, dass du in der Anfangszeit warst! Du hast dich so verändert. Du bist stark geworden und lässt alles, was wir hier mit dir anstellen, mit einer bewundernswerten Gelassenheit über dich ergehen. Man merkt, dass du uns vertraust und wir möchten natürlich, dass das so bleibt. Du musst heute zwar ein bisschen länger hier bleiben, aber dafür gibt es ab sofort nur noch zwei intravenöse Chemos in jedem Block. Am ersten und am vierzehnten Tag.«

Nach diesem dicken Lob, das mir schon schmeichelt, hat er sich zumindest ein Lächeln verdient. Aber da schießt mir auch bereits der nächste, schreckliche Gedanke durch den Kopf:

»Wird mir nach dieser Chemo wieder übel?«

Dr. Classen sieht mich ungläubig an. »Willst du damit sagen, dass dir in den letzten beiden Chemoblöcken nicht übel war? Du hast nicht gebrochen?«

Ich fühle mich fast ertappt und schaue Hilfe suchend zu Mama.

Dr. Classen folgt meinem Blick.

Mama räuspert sich, um ihre Verlegenheit zu verbergen. »Na ja«, räumt sie ein »wir haben da ein homöopathisches

Mittel, Nux Vomica. Seit Barbara das während der Chemo einnimmt, hat sie nicht mehr gespuckt.«

Dr. Classen sieht das anders. »Könnte es nicht sein, dass Barbara auf das von uns verschriebene Medikament gegen Übelkeit so gut anspricht?«

Mama zuckt mit den Schultern. »Vielleicht«, antwortet sie mit unschuldigem Augenaufschlag. Dabei weiß sie genau so gut wie ich, dass ich dieses Medikament schon lange nicht mehr einnehme. Es ist in meinem Magen immer so unangenehm aufgequollen, und ich habe daraufhin mehr gespuckt als sonst.

Seit ich Mama kenne, ist dies das erste Mal, dass sie fast gelogen hat. Ich senke den Kopf, damit niemand mein verschwörerisches Grinsen sieht.

Mama hat mir erklärt, dass es besser ist, den Ärzten in der Klinik nichts von unseren Nebenaktivitäten zu erzählen. Weder von Elmer noch von unserer Seelenarbeit mit Frau Gampert. »Die meisten Schulmediziner glauben leider nur, was sie wissenschaftlich belegen können. Man muss Langzeitstudien vorweisen und Fakten vorlegen. Ob es Engel gibt, kann man aber nicht beweisen, man kann nur daran glauben!«

Mama und ich glauben an Elmer. Und ich liebe Geheimnisse!

Donnerstag, 12. September 2002

Mama

Endlich ist sie da! Die E-Mail von Elmer. Ich hatte so viele Fragen an ihn, die mir helfen sollen, Barbaras Krankheit besser zu verstehen und weitere Fehler im Zusammenleben mit ihr zu vermeiden.

Claudia fragt, wie die Mutter-/Tochterbeziehung aussieht.

Die energetische Verbindung dieser beiden lieben Erdenkinder zeigt auf, dass manchmal mehr erwartet wird, als selbst eingebracht wird, was dann in Richtung »Schuldzuweisung oder Schuldgefühle« gehen mag, verbunden mit depressiven Tendenzen.

Die Verbindung ist eine, die Verständnis für den anderen in sich hat, wenngleich hier angenommen wird, dass alles was getan, oder auch eingebracht wird/wurde, nicht reicht. Daher setzen sich beide lieben Erdenkinder oft unter Druck, der in Richtung »sich selbst bemitleiden« führen kann.

In dieser Verbindung muss deutlich differenziert werden zwischen dem, was die lieben Erdenkinder denken und dem, was sie empfinden. Das wird hier jedoch vermengt und damit auch die Tendenz der Schuld und/oder Schuldzuweisung. Es zeigt sich auch ein sehr zärtliches Band, das immer wieder in die Richtung »den anderen verstehen« geht. Doch sie bleiben hier im »Verstehen-Wollen« hängen und was sie denken ist nicht, was sie empfinden. Hier muss glasklar getrennt werden. Nur so können sie den anderen verstehen und annehmen.

Es darf hier auch gesagt werden, dass es eine Verbindung ist, in der »sehr viel da« ist, und dennoch meinen beide, es sei nicht genug. So ergeben sich künstlich hochgezogene Grenzen, die es wahrlich nicht braucht.

Wo liegen in dieser Beziehung krankmachenden Situationen für Barbara, die bearbeitet werden müssen?

Es gibt hier nichts zu bearbeiten – nichts!!! Denn wisse, liebes Erdenkind Claudia, die Seele deiner irdischen Tochter hat sich für ihre seelische Evolution einen Erfahrungsbereich ausgesucht, den sie jetzt auch durchläuft!

Es gibt hier keine Schuldzuweisung, es gibt hier kein »etwas besser gemacht haben müssen«, es gibt hier kein »ich habe versagt« – all dies sind weiterführende, krankmachende Gedanken, und diese müssen abgelegt werden.

Es geht hier um ein Verständnis wesentlich bedeutungsvollerer und weitreichenderer Zusammenhänge als ihr aus der irdischen Perspektive sehen könnt! Zu verstehen und auch anzunehmen gilt: Die seelische Evolution von dem lieben Erdenkind Barbara geht einen Weg, der mit irdischem Denken aufgehalten werden will. Doch Seelen suchen sich das aus, worüber sie sich selbst erfahren und auch entwickeln können – so ist es hier auch.

Es ist schon so, dass auch Begleitumstände mit hinein spielen, doch niemals ist es als eine Schuld oder Schuldzuweisung zu verstehen, denn das eine hilft dem anderen, einerlei auf welchem Weg es weitergehen soll. Dies gilt es, im tieferen Sinne wahrzunehmen und zu verstehen.

Wo ist die Belastung für die Mutter?

Die Mutter denkt in Kategorien wie »Schuld« und »versagt haben«, und das ist ihre Belastung. Denn nichts, nichts dieser Art, trifft wahrlich zu.

Das ist, was die Mutter für sich anzunehmen und auch zu verstehen hat. Es gibt keine Schuld: wohl aber gibt es immer eine Konsequenz durch ein Verhalten. Doch hier trifft weder das eine noch das andere zu. Mutter hat ihr Bestes getan, gegeben und gibt es auch jetzt noch. Und das ist etwas, das sie selbst nähren soll – sie ist innerlich sehr, sehr reich und hat sich immer wieder auf ihren inneren Reichtum zu besinnen, sodass dieser ohne Anstrengung weiter und weiter aus ihr herausfließen kann.

Die Eltern von Barbara sind geschieden und haben ein freundschaftliches Verhältnis – hat das eine Auswirkung auf Barbara?
Nein! Und nochmals Nein! Es hat nichts mit den Erdenkindern oder auch den Konstellationen um das liebe Erdenkind Barbara zu tun – es ist Ihre eigene Entscheidung und hier wird versucht, irgendwo die »Schuld« für das, was jetzt so ist, zu finden. Das ist die Suche im Heuhaufen, doch die Nadel wird hier nicht gefunden, weil es keine Nadel gibt!

Gibt es in der Mutter-Vater-Tochter-Beziehung krankmachende Situationen? Was muss beachtet werden?
Auch hier: Nein und nochmals Nein! In dieser Konstellation gibt es keine krankmachenden Situationen, die vom einen oder anderen ausgelöst wurden. Hier hat lediglich akzeptiert zu werden, dass sich das liebe Erdenkind Barbara ihre Situation für ihr seelisches Wachstum ausgesucht hat, und wir sehen auch, dass dies so schwer anzunehmen oder zu verstehen ist. Hier darf nicht in irdischen Kategorien gesucht oder auch gedacht werden, das geht hier nicht.

Wie sieht die Vater-Tochter-Beziehung aus?
Die Tochter, das liebe Erdenkind Barbara, ist hier, um den Vater aufzuweichen, denn auch hier gibt es ein tiefes Band

der Zuneigung und Liebe, auch wenn es sich nach außen hin nicht immer in dieser Form zeigen mag! Da bei dem lieben Erdenkind Klaus das Muster vorherrscht, dass er meint »nie genug Liebe« zu bekommen, – kehrt sich dieses Muster um und er meint, nicht genug Liebe geben zu können, was nicht wahr ist!

Diese beiden lieben Erdenkinder geben sich gegenseitig genug, und dennoch kann und wird es auf der rein irdischen Ebene weder so gesehen noch empfunden.

Auch das liebe Erdenkind Klaus meint fälschlicherweise, »versagt« zu haben durch dieses »nicht-genug-geben-können«. Doch wisse, liebes Erdenkind Klaus, dem ist nicht so! In allen unterschiedlichen Konstellationen fließt Zuwendung, Offenheit, Liebe und Annahme, doch es kann nicht angenommen werden. Daher müssen die beteiligten Erdenkinder – allesamt – sehr genau darauf achten, dass sie sich nicht selbst übernehmen, indem sie jetzt nur noch geben, geben und geben wollen, wenngleich es hier gar nicht um ein Geben geht.

Es geht vielmehr darum, dass die Situation – wie sie ist – angenommen wird. Durch diese Akzeptanz wird die Spitze gekappt und es kann wesentlich weicher weiter gehen.

Was ist zur Beziehung zwischen Barbara und Alex zu sagen?

Tiefe Verbundenheit, Mitgefühl und Toleranz waren hier die zentralen Bereiche, die angezogen und auch abgestoßen haben – sodass die beiden lieben Erdenkinder mit dem Gefühl behaftet blieben, nicht so recht miteinander aber auch nicht ohne den anderen auszukommen.

Anziehung und Abstoßung waren hier gleich stark. Ansichten, Lebenseinstellungen und auch Meinungen sind hier sehr konträr gelaufen und dahinter stand, dass beide die Chance hatten, die Andersartigkeit im Fühlen und Denken zu erfahren und dennoch den anderen so zu akzeptieren wie er ist. Dies wurde nur stellenweise verstanden, denn die Unterschiedlichkeit erforderte eine sehr hohe Toleranzgrenze und die ist noch nicht sehr ausgeprägt.

Dennoch war auch dies eine Verbindung, die bei dem lieben Erdenkind Barbara innerlich stabilisieren konnte – Zuneigung ist hier nach wie vor zu lesen.

Gab es in dieser Beziehung krankmachende Situationen für Barbara?

Nein und nochmals nein! Wie schon gesagt, sind krankmachende Muster nicht in Beziehungen zu finden. Hier nicht!!! Die Seele von Barbara hat sich ausgesucht, in einem Umfeld zu leben und versorgt zu werden, das ihr wohlgesonnen ist!!! Dennoch macht sie die Erfahrung der Disharmonie, weil es IHR weg der Entwicklung ist!!!

Bitte aufhören, hier in allen möglichen Konstellationen herumzustochern – hier ist nichts, nichts, nichts, was als Ursache gefunden werden kann. Es ist hier nicht so!

Was ist zur Beziehung Claudia/Alex, die dramatisch verlief, zu sagen?

In dieser Verbindung war Misstrauen da, von Anfang an. Dies führte auch immer wieder zu Missverständnissen. Die Befürchtung »betrogen und hintergangen« zu werden, war hier die Grundlage, das Fundament der Beziehung. So kann und wird nichts wachsen und gedeihen. Es geht so nicht. Das

Verständnis füreinander, das gegenseitige Ermutigen, wurde hier untergraben. Auch darf hier bemerkt werden, dass das liebe Erdenkind Claudia leicht in die Dramatik hineingeht, denn sie liebt das Schauspiel (ihr eigenes wie auch das anderer).

Es geht darum, dass angenommen wird, was sich die liebe Seele, genannt Barbara, ausgesucht hat.

Das heißt nicht, dass nicht beigestanden, gesucht und geholfen werden soll – doch aufhören nach »dem Schuldigen« zu suchen, den gibt es hier nicht! Es läuft nach einem evolutionären Plan, der nicht durchschaut werden kann. Dies gilt es hier zu verstehen.

Möge Kraft und Zuversicht zu diesen lieben Erdenkindern fließen und das Licht der allumfassenden Liebe sie einhüllen, tragen und nähren. Schutz sei mit ihnen.

Danke. Ende, Elmer.

Klaus muss unbedingt eine Kopie dieser Durchsage bekommen. Denn auch er wälzt ständig düstere Schuldgedanken. Inzwischen kann er mit Elmer als höhere Instanz umgehen. Er findet seine Denkanstöße hilfreich und beachtenswert. Ist das nicht toll?

Wir können uns damit abfinden, dass Barbaras Seele diesen disharmonischen Weg zu ihrer Entwicklung wählt.

Alles, was wir tun müssen, mit Hilfe von Frau Gampert, Elmer und den Ärzten, ist, ihr den Weg aus dieser Disharmonie ihrer Seele zu weisen. Klaus und ich können dies jetzt angehen, ohne dass wir weiterhin in unseren Schuldgefühlen ersticken.

Samstag, 14. September 2002

Barbara

Anfangs fand ich es ganz schön langweilig, immer nur zu Hause rumzusitzen, aber inzwischen genieße ich diesen Freiraum, der sich da aufgetan hat. Es ist wie im Urlaub. Ich schlafe lang und gehe spät ins Bett. Besonders seit Papa mir vor einigen Tagen einen eigenen Computer geschenkt hat.

Seither surfe ich viel im Internet, chatte mit anderen Jugendlichen und habe herausgefunden, dass es einen »Tanz der Vampire« (TdV für Insider) Fanclub gibt. Die haben eine tolle Seite im Internet, sogar mit Forum, in dem sich die Fans austauschen können. So erfahre ich, dass es am sechsten Oktober, einem Sonntag, ein Fanclub-Treffen in Stuttgart mit Barbara Köhler geben wird. Da muss ich hin!

»Tanz der Vampire« ist ein Kultmusical wie »Die Rocky Horror Picture Show«. Auch hier verkleiden sich die Fans und nehmen aktiv am Geschehen auf der Bühne teil. Im TdV-Forum treffe ich Leute, die tatsächlich schon hundert Vorstellungen besucht haben. Und ich dachte, ich wäre ein Fan. Dabei habe ich höchstens die CD hundertmal gehört. Live erlebt habe ich das Musical erst zweimal.

Barbara Köhler ist die Erstbesetzung der Sarah in der Stuttgarter Fassung dieses Musicals und für mich ein Idol. Ich möchte auch Musical-Star werden wie sie und irgendwann auch mal die Sarah im »Tanz der Vampire« singen dürfen. Ich habe das Gefühl, Sarah und ich haben viel gemeinsam.

Zuerst ist sie ein liebes Mädchen, sucht dann aber das Abenteuer und verliebt sich dabei in das Böse, verkörpert vom Obervampir Graf von Krolock. Wenn die beiden mein Lieblingslied »Die Roten Schuhe« singen, laufen mir jedes Mal kalte Schauer über den Rücken.

Krolock:
Tu, was die Vernunft nicht erlaubt
und frag nicht,
ob Du es morgen bereu´n wirst

Sarah:
Die Versuchung will, ich soll ihr ganz gehören,
und sollte sie mich auch zerstören.
Ich kann mich sowieso nicht wehren, denn …

Und dann folgt dieser unglaubliche Refrain, in dem die Macht, die das Böse über uns haben kann, so deutlich wird.

Krolock & Sarah:
Was uns befreit, das muss
stärker sein als wir es sind.
Es trägt uns weit, weil es
stärker ist als wir es sind.

Wir folgen ihm!
Wer weiß wohin!

Ich weiß zwar nicht warum, aber Sarah und ihre Geschichte gehen mir immer so nah. Wie sie das Böse und Dunkle in Graf von Krolock dem Guten in Alfred vorzieht und sich dabei selbst zerstört.

Vielleicht sollte ich darüber mal mit Frau Gampert sprechen. Jetzt muss ich aber erst mal zu Mama, um sie zu fragen, ob ich an dem Fanclub-Treffen teilnehmen kann.

Mama

Jetzt will Barbara einem Fanclub beitreten und auf das nächste Treffen gehen! Ich bin selbst ein großer Musical-Fan, und TdV geht mir sehr nahe. Wenn Graf von Krolock, der Vampir, seine »unstillbare Gier« besingt, spüre ich die Anziehungskraft des Bösen ganz deutlich und verstehe, warum es soviel spannender erscheint als das Gute und Brave.

Auch jetzt, während Barbaras Krankheit, sind für uns all die verbotenen Dinge viel spannender als die Erlaubten. Ein Verbot zu brechen, sei es ein Einkaufsbummel bei H&M, ein Kinobesuch oder eine Schüssel Salat, bereitet Babsi diebische Freude. Und weil ich Elmer vertraue, der sagt, ich muss Barbara Lebensfreude vermitteln, brechen wir eben das eine oder andere von den Ärzten auferlegte Verbot.

Bisher ist immer alles gut gegangen. Dabei ist uns beiden klar, welche Risiken wir mit unseren Eskapaden auf uns nehmen. Ich verlasse mich dabei immer ganz auf Barbaras innere Stimme. So auch heute.

»Fühlst du dich wirklich stark genug für eine Großveranstaltung? Da werden viele Leute zusammenkommen, und wenn deine Leukozyten an dem Tag im Keller sind, ist das Risiko groß.«

»Ich werde Leukos basteln, und mein Blutbild wird an dem Tag fantastisch sein!«, erwidert Babsi mit einem Selbstvertrauen, das wohl auch Berge versetzen könnte.

Zur Sicherheit schauen wir noch auf den Kalender und rechnen uns aus, wann der nächste Chemoblock dran sein würde, sofern niedrige Leukos den Terminplan nicht durcheinander bringen.

Das Fan-Treffen ist an einem Sonntag, und am Montag darauf beginnt der vierte Chemoblock. Damit stehen die Chancen bestens, dass Barbaras Immunsystem wieder ziemlich stabil ist. Erfahrungsgemäß haben sich die Leukozyten, die weißen Blutkörperchen, bis dahin wieder vermehrt.

Dem Besuch des Fanclub-Treffens steht somit generell nichts im Wege, und Barbara hat wieder etwas, worauf sie sich freuen kann. Aber einem Fanclub beitreten und eine Darstellerin als Idol anhimmeln? Das war mir schon immer suspekt. Schon als Jugendliche verstand ich meine Freundinnen nicht, die sich ihr Zimmer mit Postern eines Sängers oder Schauspielers tapezierten.

So denke ich auch jetzt, aber wenn es Barbara Spaß macht, soll sie es tun.

Mittwoch, 18. September 2002

Barbara

Heute Abend habe ich Lust, mir ein Video anzusehen. Da mir das zu spät eingefallen ist, um noch eines auszuleihen, durchsuche ich Mamas kleine Hausvideothek. Die meisten Filme kenne ich schon und finde so gar keinen, auf den ich Lust habe.

»Matrix« habe ich noch nicht gesehen. Nur mal den Anfang bei Frau Gampert, als ich auf Mama gewartet habe. Der war ziemlich ekelig und brutal, und ich war gar nicht böse, als Mama nach einer Viertelstunde bereits fertig war und wir aufbrechen konnten.

»Mama, wieso hast du »Matrix«?«, schreie ich in die Küche, wo Mama gerade Tee kocht.

»Das ist ein Schulungsfilm von Frau Gampert. Matrix hat eine Botschaft. Es ist zwar ein Science Fiction Film und handelt von einer virtuellen Welt, aber genau darum geht es auch in dem Kurs, den ich bei Frau Gampert belegt habe.«

Vielleicht macht mich das ein bisschen neugierig. Aber hauptsächlich entscheide ich mich aus Langeweile dafür, den Film anzusehen. Mama kommt dazu und wir schauen gemeinsam. Diesmal bin ich total begeistert. Wenn ich etwas nicht verstehe, drücke ich auf »Stop«, und Mama liefert mir ihre Erklärungen zum Inhalt, wie sie es bei Frau Gampert gelernt hat.

Die Botschaft des Films lautet: »Alles ist möglich, nichts ist wirklich. Wir sind reiner Geist«, oder auch: »Was wir sehen, erschaffen wir uns selbst, alles ist virtuell.«

Ich verstehe das, denn Frau Gampert hat auch mir schon beigebracht: »Positives Denken bringt positive Ergebnisse, negatives Denken ergibt negative Resultate.« Das ist das gleiche Prinzip.

Bei Matrix kommt Neo, der Held, zum Orakel. Er soll herausfinden, ob er der auserwählte Erlöser dieser Welt ist. Er trifft dort auf viele Kinder und sieht einem kleinen Tibeter dabei zu, wie er Löffel verbiegt. »Wie machst du das?«, fragt Neo. Das Kind antwortet: »Es gibt keinen Löffel! Du musst nur versuchen, durch den Löffel hindurchzusehen!«

Kurz vor Ende des Films geht Mama wieder in die Küche, um mir meine Tablettenration vorzubereiten. »Lass mich erst den Film zu Ende sehen«, wehre ich ab, als Mama mit meinen neun Kapseln zurückkommt. Es dauert immer noch ewig, sie einzunehmen, und ich will mich voll auf das Ende des Films konzentrieren.

Angeregt durch den Film, schlägt Mama vor: »Stell dir vor, es gibt keine Tabletten!« Es dauert nur eine Sekunde, bis ich kapiere, was sie will. Ich soll den Rat des kleinen Tibeters mit den Löffeln auf meine Tabletten übertragen.

Das will ich jetzt wissen!

Ich nehme eine meiner Kapseln in die Hand, sehe sie fest an und beschwöre sie mit dem Satz: »Es gibt keine Tabletten!« Dann nehme ich sie in den Mund und trinke einen Schluck Wasser.

Das Ding ist weg! Einfach so! Wahnsinn!

Sonst trinke ich mindestens ein halbes Glas Wasser mit jeder Kapsel, bis sie endlich runterflutscht.

Mein Herz klopft. Kann das wirklich so einfach sein?

Ich nehme eine der großen Chemokapseln, die mich beim Runterspülen immer am längsten quälen. Gleiche Prozedur: »Es gibt keine Tabletten!« Ab in den Mund, ein Schluck Wasser nachgetrunken und schwupps, weg ist sie.

»Mama!«, japse ich vor Begeisterung. »Hast du das gesehen? Es funktioniert!«

Mama gibt sich cool: »Na sicher, wenn du davon überzeugt bist!«

Jetzt werde ich übermütig und will es genau wissen. Ich schnappe mir drei Kapseln und fixiere sie in meiner Hand. Starre sie an, bis sie immer kleiner, mickriger und unbedeutender werden. Dann werfe ich sie in meinen Mund und nehme *einen* Schluck Wasser.

Gulp – und sie sind weg! Sieg auf ganzer Linie! Ab heute ist es ein Kinderspiel, meine hohe Tagesration an Tabletten zu bewältigen.

Sonntag, 22. September 2002

Mama

Seit Barbara »Matrix« gesehen hat, haben wir wieder ein Stück Lebensqualität dazugewonnen. Vorbei das Gejammer und Gestöhne viermal täglich bei der Tabletteneinnahme. Warum bin ich nicht früher auf die Idee gekommen, ihr diesen Film vorzuspielen? Aber vielleicht hat es auch genau die Anzahl an Stunden bei Frau Gampert gebraucht, damit sie die Botschaft dieses Films annehmen konnte.

Ich bin wirklich froh, dass Barbara so gern zu Frau Gampert geht. Es gibt mir ein beruhigendes Gefühl, dass mein Kind von einem Profi aufgefangen und begleitet wird.

Immer, wenn wir uns Vorwürfe machen oder ins Grübeln kommen, was ganz normal ist in so einer Lebenssituation, ist da noch eine Begleiterin, ein Supervisor, der mich stoppt, damit ich Barbara nicht mit irgendwelchem Blödsinn belaste. Dadurch habe ich ein Stückchen Freiheit gewonnen. Gedanklich, seelisch und gefühlsmäßig. Ich bin nicht allein in meinem Kampf um die Seele meines Kindes.

»Und jetzt bestellen wir uns unser Traumhaus im Universum«, schlage ich Barbara übermütig vor, nachdem sie ihre Mittagsration Tabletten alle auf einmal verschluckt hat. Sie ist so euphorisch, dass ich all die positive Energie, die sie ausstrahlt, weiter nutzen möchte. »Wir probieren das einfach mal, nur so zum Spaß!«

Schon seit Alex ausgezogen ist, will ich umziehen. Das Haus ist zu groß für Barbara und mich, aber ihre Krankheit hat dieses Vorhaben in Vergessenheit geraten lassen. Jetzt überlege ich laut: »Ich wünsche mir ein modernes Haus, ebenerdige Praxisräume für meine Patienten, die nicht durch unsere Privaträume laufen müssen, um dorthin zu gelangen. Einen schönen Garten, in den man nicht reinschauen kann …«

»Mit einem Pool!«, ruft Babsi dazwischen.

»… und ein offener Kamin wäre auch toll!«, ergänze ich verwegen.

Barbara und ich sind uns einig, dass unsere Wünsche völlig abgedreht und nicht erfüllbar sind, aber es macht Spaß, laut miteinander zu träumen.

Montag, 23. September 2002

Barbara

Wieder zwei Tage Krankenhaus wegen der intravenösen Chemo, bei der meine Nieren genau beobachtet werden müssen. Wie öde!

Diesmal nutze ich das Klinikangebot und leihe mir einen Laptop aus. Da kann ich wenigstens mit meinen Internet-Freunden chatten.

Dienstag, 24. September 2002

Barbara

Wir werden rechtzeitig entlassen, um noch bei Wiley's Mittagessen zu können. Um fünfzehn Uhr haben Mama und ich nacheinander je eine Stunde bei Frau Gampert.

Ich kann das »Wie geht es dir heute?« kaum abwarten. Noch im Stehen sprudelt es aus mir heraus. Ich erzähle ihr von meinem Erfolgserlebnis frei nach »Matrix«: »Es gibt keine Tabletten«. Sie lobt mich, weil ich »einen sehr wichtigen Teil ihrer Arbeit« verstanden habe.

Dann erzähle ich ihr, dass ich am sechsten Oktober zum TdV Fanclub-Treffen gehen darf und dass ich mir gerade eine eigene Homepage baue, auf der Blut fließen muss, damit jeder gleich sieht, dass ich ein Fan bin. Dem verdutzten Blick meiner Therapeutin entnehme ich, dass sie mein Lieblings-Musical gar nicht kennt. Also erzähle ich ihr die Handlung und trällere ihr auch gleich mein Lieblingslied daraus vor.

Frau Gampert ist entsetzt.

»Als Astrologin weiß ich, dass in deinem Horoskop eine Konstellation mit einem riesigen Angstpotenzial steckt. Auch Elmer hat in seiner ersten Durchsage von deiner durch Angst ausgelösten Selbstzerstörung der Seele gesprochen.« Sie erklärt mir, dass es wichtig ist, die dunklen Gestalten und Gedanken aus meinem Kopf zu verbannen.

»Aber wie soll ich das machen, wenn du dich weiterhin mit solch morbiden Grauslichkeiten vollstopfst?« Es scheint, als rede sie mehr mit sich selbst als mit mir.

Dann ist es erstmal still. Frau Gampert denkt nach, indem sie mich sanft lächelnd betrachtet. Das klingt jetzt vielleicht kitschig, aber so lächelt sie wirklich. Ausgeglichen und »mittig«, wie Mama sagen würde. So ist Frau Gampert.

Sie sitzt mir gegenüber auf ihrem hübsch geschwungenen Sofa. Elmer hat ihr mal verraten, dass bei ihren Sitzungen immer vier Engel anwesend sind und sich mit ihr die Couch teilen. Aber das ist ein Zweisitzer!

Ich stelle mir vor, wie sich je ein Engel links und rechts von ihr in die Kissen quetscht und die anderen beiden auf den Armlehnen lümmeln. Ich muss lachen und erzähle ihr, was ich gerade vor meinem inneren Auge gesehen habe.

»Siehst du, das ist ein gutes und positives Bild«, lächelt Frau Gampert zufrieden. Wir müssen die dunklen Bilder in dir umdrehen in helle und fröhliche. »Denk an ›Matrix‹: Was wir heute glauben, wird morgen Realität. Wenn du dir eine bluttriefende Homepage baust, kannst du damit keine netten Menschen anziehen! Lass dich von deinem Engel führen und von nichts anderem!«

Sie hat bestimmt Recht. Aber zu dem Fanclub-Treffen gehe ich trotzdem. Ich muss Frau Gampert ja nicht alles erzählen.

Während Barbara bei Frau Gampert war, saß ich im Wohnzimmer und habe gelesen. Jetzt muss sich Babsi eine Stunde beschäftigen, während ich dran bin.

Mit dem Einverständnis meiner Tochter hält mich Frau Gampert auf dem Laufenden über Babsis Fortschritte und gibt mir Ratschläge, wie ich darauf achten kann, dass mein Kind die erarbeiteten Verhaltensregeln auch umsetzt. Heute fragt sie mich, warum ich mit Barbara jede Gelegenheit wahrnehme, gruselige Filme anzusehen. »Kino, Fernsehen, Musical …«

Aha, jetzt weiß ich, woher der Wind weht. »Tanz der Vampire«.

»Die Fantasie deines Kindes ist voll dunkler Gestalten. Ihr Angstpegel ist extrem hoch. Sie bastelt an einer blutrünstigen Homepage. So geht das nicht weiter!«

»Ist das wirklich so schlimm?«, frage ich erschrocken.

Frau Gampert seufzt. »Wir wissen doch, was wir heute glauben, wird morgen Realität. Deshalb wissen wir auch, wie es zu solchen Untergängen, sprich Krankheiten oder sonstigen Katastrophen kommt. Wenn ich das Dunkle und Böse die ganze Zeit mit mir herumtrage, bricht es irgendwann aus mir heraus«, wiederholt sie ihre Lebensphilosophie, nach der auch ich versuche, zu leben. Das Wissen ist da, aber die Umsetzung im Alltag ist gar nicht so einfach.

»Aber ich dachte, wenn ich sie zu dem Fanclub-Treffen gehen lasse, hat sie etwas, worauf sie sich freut – Lebensfreude vermitteln, oder?«, versuche ich meinen Denkansatz in dieser Sache zu verteidigen.

Frau Gampert wiegt bedenklich ihren Kopf hin und her. »Ja und nein. Ja, es ist gut, wenn sie sich auf etwas freut und nein, es ist schlecht, wenn sie sich auf so etwas Gruseliges freut! Kennst du Barbaras Albträume? Meinst du, die kommen vom Spaziergang über eine blumenübersäte Sommerwiese im Sonnenschein? Diese Lust am Morbiden, am Dunklen, an Untergängen. Ich weiß, das ist ein Familienerbe bei euch, aber diese Faszination am Bösen verfolgt Barbara. Das Kind ist voll von dunklen Geschichten. Es gibt so viele schöne Musicals mit positiven Texten, so viele Filme mit Happy End. Die sollt ihr euch ansehen und danach beschwingt nach Hause gehen. Du musst mithelfen, diese Bilder zu löschen, sie dazu bringen, sich mit schönen Dingen zu beschäftigen.«

Wir kommen überein, Barbara das Fanclub-Treffen nicht zu streichen. Gleichzeitig wollen wir beide auch vorsichtig darauf hinarbeiten, Babsi von ihrem Gruseltick zu befreien.

Sonntag, 06. Oktober 2002

Barbara

Früh und beschwingt springe ich, der Morgenmuffel, aus dem Bett. Heute ist das Fanclub-Treffen. Ich werde Barbara Köhler kennen lernen und all die anderen Stars aus dem Stuttgarter Musical »Tanz der Vampire«.

Zuerst gehen wir alle in die Nachmittagsvorstellung, die um vierzehn Uhr beginnt. Bis dahin habe ich noch viel zu tun.

Wäre das schön, jetzt einfach unter die Dusche zu springen! Aber nein, wegen meines Hicky muss ich mich einer mühsamen und vor allem zeitraubenden Morgentoilette unterziehen.

Nach dem Frühstück kann ich endlich anfangen, mich für TdV aufzubrezeln. Mama hat von ihrer Freundin Petra für mich ein mittelalterliches Kleid ausgeliehen. Dazu meine hohen Schnürschuhe und ein Kopftuch, wie das bei Frauen früher so üblich war. Eigentlich wäre ich lieber ohne gegangen. Geschminkt wie ein Vampir, mit weißem Make-up und üppig schwarz umränderten Augen. Mit Glatze wäre das noch cooler rübergekommen. Aber im Mittelalter trugen Frauen nun mal keine Glatzen. Deshalb das Kopftuch.

Ich begnüge mich mit einem Blutrinnsal aus rotem Lippenstift, vom Mundwinkel über Kinn und Hals, als Zeichen für meine Vampir-Zugehörigkeit. Am liebsten hätte ich mir noch einen Blutbeutel als Vesper an den Gürtel meines Kleides gehängt. Ich habe sogar Schwester Sandra bei unserem letzten Klinikaufenthalt darum gebeten, aber sie ließ sich nicht erweichen, mir eine der klinikeigenen kostbaren Blutkonserven im Infusionsbeutel auszuhändigen.

Die Vorstellung ist nicht so toll wie die ersten beiden, weil ein Darsteller ziemlich schlecht singt. Aber die Handlung erlebe ich diesmal viel intensiver. Vielleicht, weil ich inzwischen alle Texte auswendig kann.

Als Sarah singt: »Manchmal in der Nacht fühl ich mich einsam und traurig. Und ich weiß nicht, was mir fehlt«, berührt mich das wie nie zuvor. Sarah hat davon geträumt, wie schön es wäre, wenn sie zum Grafen ins Schloss ginge, wie schön es wäre, sich dem Bösen zuzuwenden. Und plötzlich weiß ich auch, warum: Mit meiner Krankheit habe auch ich mich dem Bösen zugewandt, steckte bereits so tief drin, dass ich ohne Hilfe nicht mehr zurückgefunden hätte ins Leben.

Sarah geht so weit, dass sie sich beißen lassen will, aber der Obervampir hält sich zurück, will warten und den Genuss hinauszögern. Wieder erkenne ich die Parallele zu mir, weil man bei mir in letzter Sekunde noch herausgefunden hat, dass ich Krebs habe.

Graf von Krolock tut mir Leid. Er singt so ergreifend, wie er zubeißen muss, obwohl er gar nicht will. Ist es nicht traurig, dass er nicht davon loskommt, obwohl er weiß, dass er Unrecht tut? Ist es nicht schrecklich, dass er nicht erlöst werden kann von seiner Gier, die ihn immer wieder dazu treibt, Leben zu zerstören?

Nach dieser Vorstellung muss ich erst mal nachschminken. Meine Tränen haben das tolle Make-up leicht zerstört.

Das Fanclub-Treffen findet in einer Gaststätte in der Nähe des Theaters statt. Ich bin überrascht, wie viele erwachsene Fans es sind. Irgendwie hatte ich mir vorgestellt, es würden vor allem junge Leute in meinem Alter da sein.

Dann endlich treffe ich Barbara Köhler. Die Vorsitzende des Fanclubs stellt uns vor. Dabei erwähnt sie auch, dass ich Krebs habe. Na toll, denke ich, jetzt muss ich wieder über meine Krankheit reden. Ich verspüre nicht die geringste Lust dazu. Aber Barbara Köhler geht zum Glück nicht darauf ein. Sie erzählt mir nur, dass sie schon öfter mal krebskranke Kinder in verschiedenen Kliniken besucht hat.

Ah ja!

Und jetzt stehe ich da und weiß nicht, was ich sagen soll. Irgendwie hatte ich mir das alles ganz anders vorgestellt. Ich dachte, wir sitzen gemütlich an einem Tisch und unterhalten uns mit ihr. Aber jetzt, so im Stehen und umgeben von all den Leuten …?

Da wird sie auch schon von einem anderen Fan angesprochen, den sie anscheinend schon länger kennt. Er nimmt sie in den Arm und flüstert ihr etwas ins Ohr. Lachend verschwindet sie mit ihm in der Menge, ohne sich auch nur mit einer Geste zu verabschieden. Die Leiterin des Fanclubs zuckt bedauernd mit den Schultern und folgt den beiden.

Mama nimmt mich bei der Hand und zieht mich an einen Tisch. Dort lernen wir Thomas aus München kennen. Er gehört zu den Fans, die »Tanz der Vampire« schon hundertmal gesehen haben. Er ist etwa dreißig Jahre alt, hat dunkle Haare und ist total nett. Wir sind sofort auf einer Wellenlänge und quatschen über das Musical genauso, wie ich es eigentlich gern mit Barbara Köhler getan hätte.

Trotzdem hat es mir sehr gut gefallen auf dem Treffen.

Mama

Das war die erste Großveranstaltung, die wir verbotenerweise geplant und durchgezogen haben. Erfahrungsgemäß haben sich die Leukozyten kurz vor Beginn des nächsten Chemoblocks wieder vermehrt. Wir konnten davon ausgehen, dass Barbaras Abwehr ziemlich gut war. Alles läuft nach Plan, und morgen beginnt Babsi mit dem vierten Chemoblock.

Damit Barbara die vielen Menschen beim Treffen nicht schaden, hatte sie die Aufgabe, mit ihrem Blut zu »reden«, die weißen Blutkörperchen anzuspornen, sich schneller zu erholen und zu vermehren. »Leukos basteln« nennen wir das.

Es tat mir sehr Leid für mein Mädchen, dass sich ihr Idol nicht mehr Zeit für sie genommen hat, aber sie muss auch lernen, mit Enttäuschungen umzugehen. Sie hat dieses kurze und meiner Meinung nach sehr unpersönliche Treffen, auf das sie sich so lange gefreut hat, besser weggesteckt als ich dachte. Leider, muss ich fast sagen, denn danach wurde ihre Schwärmerei für Barbara Köhler noch größer.

Montag, 07. Oktober 2002

Barbara

Wie jedes Mal vor Beginn des nächsten Chemoblocks wird auch heute in der Tagesklinik erst mein Blut überprüft. Dabei sticht mir der Arzt mit einer kleinen Nadel in die Fingerkuppe. Der so gewonnene Bluttropfen wird unter ein Mikroskop gelegt, und schon wissen die Ärzte, ob meine Leukozytenzahl hoch genug ist, um sie mit der nächsten Chemo wieder zerstören zu können. Klingt ziemlich abgefahren, oder? Ist es ja auch.

Und jetzt steht Dr. Classen mit betrübtem Gesicht vor mir und sagt: »Deine Leukozyten sind schlecht, wir müssen diesen Chemoblock um eine Woche verschieben!«

Oh Schreck!

Schuldbewusst schiele ich zu Mama.

»Wie viel?« fragt sie alarmiert.

»Nur 2000, und das ist zu wenig, um weiterzumachen!«, gibt Dr. Classen Auskunft.

Wie die enttarnten Sünder schleichen wir uns aus der Klinik. Erst im Auto wage ich auszusprechen, was mir auf der Seele brennt. »Glaubst du, es ist wegen des Fanclub-Treffens?«

Mama schüttelt den Kopf. »Deswegen nicht, aber es bedeutet, dass du mit weit weniger Leukos in einer Menschenmenge gesessen hast, als wir angenommen haben«, erklärt sie bedrückt.

Mit ist ganz flau zumute. »Glaubst du, ich werde jetzt krank?«

Mamas überzeugtes »Nein« beruhigt mich etwas.

Resolut startet sie den Wagen und legt den Gang ein. Während wir losbrausen Richtung Biberach, redet sie mir gut zu:

»Jetzt lass den Kopf nicht hängen. Du hast drei schwere Chemoblöcke hinter dir. Das ist ganz normal, dass da die Leukos mal nicht so wollen, wie die Ärzte das aufgrund ihrer Durchschnittsforschungen annehmen. Glaubst du, du bist die Erste, deren Chemo mal für eine Woche verschoben wird? Wir fahren jetzt nach Hause, ich kaufe dir Multisansovit, ein Aufbaupräparat, und dann redest du mal ein ernstes Wörtchen mit deinem Blut. Ok?«

Mamas Optimismus ist ansteckend. Für den Rest der Autofahrt bin ich beschäftigt. Zuerst schimpfe ich mit meinem Blut, weil es mir so einen Schrecken eingejagt hat. Dann beschwöre ich die Leukos, mit diesen Dummheiten aufzuhören und sich bitte, bitte wieder zu vermehren. Auch Elmer bitte ich um seine Mithilfe.

Zu Hause angekommen, kann ich mich über den Aufschub bereits freuen, weil ich nicht in der Klinik übernachten muss. An meiner eigenen Homepage weiter zu tüfteln, macht viel mehr Spaß.

Donnerstag, 10. Oktober 2002

Mama

Ich habe wieder angefangen, halbtags zu arbeiten. Barbara sitzt nächtelang am Computer und bastelt an ihrer Homepage, die auch »gar nicht mehr blutrünstig« ist, wie sie mir versichert hat. Dafür schläft sie bis in den frühen Nachmittag. Ich lasse sie gewähren, denn sie scheint mit diesem Rhythmus rundum glücklich und zufrieden.

Jeden Morgen um acht wecke ich sie zur Einnahme ihrer Tabletten. Sie wirft sich die gesamte Ration im Halbschlaf in den Rachen und trinkt ein Glas Wasser nach. Danach kippt sie um und schläft weiter, als wäre nichts gewesen.

Unsere Ersparnisse sind aufgebraucht, und ich habe nicht das Gefühl, dass ich sie beim Schlafen bewachen muss. Natürlich habe ich Barbara gefragt, was sie davon hält, wenn ich mir wieder den einen oder anderen Patienten bestelle. Sie war sofort einverstanden.

Das Gute an meinem Beruf ist, dass ich mir die Zeit einteilen kann, wie ich möchte. An den weit im Voraus festgelegten Kliniktagen mache ich keine Termine. Dafür den einen oder anderen am Wochenende. Das freut meine Patienten, denn wer angestellt ist, kann tagsüber schlecht zur Osteopathin gehen.

An diesem Nachmittag ruft meine Schwester Magda an und erzählt mir von einem Haus, das eine Bekannte von ihr vermieten will. Sie gibt mir die Telefonnummer, und ich vereinbare einen Termin für den nächsten Morgen. Heimlich und ohne Barbaras Wissen sehe ich es mir an. Ich will sie nicht mit Umzugsgedanken belasten, falls das Haus nicht unseren Vorstellungen entspricht. Aber es ist genial. Unsere Bestellung im Universum hat funktioniert! Es ist alles da: Ebenerdige Praxisräume, optisch trennbar vom Privatbereich, offener Kamin im Wohnzimmer und – ich fasse es kaum – ein kleiner Pool im Garten. Auch der Preis stimmt. Ich kann es kaum erwarten, Barbara davon zu erzählen.

Es ist erst elf, als ich wieder zu Hause bin. Wenn ich sie nicht wecke, schläft sie noch mindestens zwei Stunden. So lange kann ich diese Neuigkeit nicht für mich behalten. Ich setze mich an den Bettrand und schüttle meine Tochter. »Barbara, ich habe unser Haus gefunden!«

Schlaftrunken setzt sie sich auf. »Wie, echt jetzt?«

»Ja, es ist genauso, wie wir es uns gewünscht haben. Einfach perfekt. Sogar dein Pool ist im Garten! Wenn du einverstanden bist, ziehen wir um. Wir lassen all die schlechten Erinnerungen und auch deine Krankheit hier und fangen neu an. Was hältst du davon?«

Zwei lange und dünne Kinderarme schlingen sich um meinen Hals, und immer noch verschlafen nuschelt Barbara in meine Halsbeuge: »Na klar ziehen wir um. Wenn das Haus so toll ist, wie du sagst!«

Diesmal ist alles anders. Wir entscheiden gemeinsam, dass wir dieses Haus verlassen wollen.

Erst durch Barbaras Krankheit habe ich erkannt, dass ich meine Probleme immer mit Umzügen lösen wollte. Jeder Wohnraumwechsel war eine Flucht vor mir selbst, und Barbara musste mitziehen.

Barbara hat durch die Krankheit gelernt, mir zu sagen, wie sehr sie das immer gehasst hat. Dass ich mich nicht festlegen konnte, kein Heim als solches sehen konnte und immer auf der Suche nach etwas Besserem schien. Es hat Barbara total aufgeregt, aber gesagt hat sie es nie.

Bis ihr Frau Gampert beigebracht hat, dass man nichts in sich hineinfressen soll. Und bis wir so viel Freizeit und Muße hatten, miteinander zu reden.

Montag, 14. Oktober 2002

Barbara

Die Leukos waren gehorsam. Sie haben sich brav vermehrt, und dafür hänge ich jetzt wieder an der Chemospritze.

Ich weiß nicht, ob es meine Beschwörungsformeln an mein Blut waren, Elmers Hilfe oder das Multisanosvit, von dem ich mehr getrunken habe, als ich sollte, weil es so gut schmeckt.

Jedenfalls ist dies mein vierter Chemoblock, und ich habe bereits über die Hälfte der Therapie geschafft. Hurra!

Zur großen Überraschung sämtlicher Ärzte immer noch fast ohne Nebenwirkungen. Okay, die Haare sind ausgefallen, aber meine Schleimhäute haben sich nicht entzündet wie bei den meisten anderen Kindern, ich habe mir keine Pilzinfektionen im Mund eingefangen, und dank Nux Vomica und Elmers schützender Hand wird mir auch auf den seit der dritten Chemo veränderten Giftcocktail in meiner Spritze nicht übel.

Elmer hat mich auch davor bewahrt, dass ich mir beim Fanclub-Treffen eine Infektion eingefangen habe, obwohl meine Leukos so schlecht und damit auch meine Abwehrkräfte im Keller waren.

Morgen darf ich wieder raus aus der Klinik, und am Donnerstagabend fahren wir nach Stuttgart zu Mamas Schauspielkurs. Wenn es mir gut geht. Aber davon gehe ich aus, denn es geht mir immer gut, wenn ich mich auf etwas freue.

Donnerstag, 17. Oktober 2002

Mama

Seit Mitte September fahren wir jeden Donnerstag nach Stuttgart zu unserem Schauspielkurs. Der Unterricht macht uns beiden riesigen Spaß.

Wir fühlen uns wohl unter diesen Leuten, die uns nicht für verrückt halten wie so mancher Bürger in unserer Kleinstadt Biberach. Meine kahlköpfige Tochter ist voll integriert. Wenn ich zu meinen Kollegen sage: »Wir haben gerade eine tolle Zeit«, dann fühle ich mich verstanden und angenommen. In Biberach dagegen sieht man mich an, als wolle man mich auf die Psychiatrie verfrachten, wenn ich auf die Frage, wie es uns geht, mit »Super« antworte.

In der Welt der Schauspieler und Künstler ist vieles selbstverständlich, was im »gutbürgerlichen« Umfeld nicht gut ankommt. Dieses »Laissez-faire« fasziniert mich sehr. Wenn ich da an manche Leute denke, die mir gerade wieder einen Vortrag darüber gehalten haben, wie ich dazu komme, mein Kind »jetzt auch noch mit einem Umzug zu belasten!« Wer hat sie denn nach ihrer Meinung gefragt? Ich jedenfalls nicht!

Montag, 21. Oktober 2002

Barbara

Mir ist langweilig.

Seit Mama wieder halbtags arbeitet, muss sie sich an den Nachmittagen auch wieder mehr um »den Alltag« kümmern. Wir haben schon lange keinen Ausflug mehr gemacht.

Gerade saugt sie den Boden in der Praxis. Ich gehe hinüber, ziehe den Stecker aus der Dose und frage aufsässig: »Mama, wann machen wir mal wieder einen Ausflug?« Ihr schuldbewusster Blick sagt mir, dass sie weiß, wie lange unsere letzte spontane Aktion her ist.

»Wohin willst du?«, fragt sie. Ihr schlechtes Gewissen springt mir entgegen.

»Wie wär's mit den Bavaria Filmstudios in München? Thomas hat gesagt, da müssen wir unbedingt mal hin, so filmbegeistert wie wir sind.«

»Na, dann setz dich mal an den Computer und finde raus, ob man Karten reservieren muss und wann die Führungen stattfinden!« Ich lasse nur noch den Stecker fallen, den ich während unserem Gespräch herausfordernd durch die Luft gewirbelt habe und rase zu meinem Computer.

Mit der Suchmaschine Google finde ich schnell die richtige Webadresse der Filmstadt, lese die einzelnen Menüpunkte durch und bleibe bei den »Specials der Bavaria Filmstadt« hängen.

»Kinder-Casting« steht da. Ich klicke drauf und lande auf der Homepage von »Sunshine Kids«, einer Casting-Agentur für Kinder und junge Leute.

»Mama!«, schreie ich durch das ganze Haus. Am Bavaria Filmgelände gibt es eine Casting-Agentur. Darf ich mich da anmelden?«

»Jaha!«, brüllt Mama zurück.

Nachdem ich das Anmeldeformular ausgefüllt und abgeschickt habe, erscheint ein Pop-Up-Fenster. Man bedankt sich für meine Bewerbung und bittet mich, unter genannter Telefonnummer einen Casting-Termin zu vereinbaren.

Auch das mache ich sofort.

Erst dann suche ich Mama, die inzwischen im Keller die Waschmaschine vollstopft. Triumphierend erzähle ich ihr, dass ich am dreißigsten Oktober einen Casting-Termin in München bei Sunshine Kids habe. »Zwei Tage nach der Chemo«, schiebe ich etwas kleinlauter hinterher.

Er kommt dann auch gleich, der vorwurfsvolle Blick von Mama. Aber bevor sie etwas sagen kann, verteidige ich mein eigenmächtiges Handeln:

»Regelmäßige Führungen in der Filmstadt gibt es nur von Anfang April bis Ende Oktober. Und wir wollen doch auch so eine Führung mitmachen, wenn wir schon mal da sind, oder nicht?«

Mama lenkt ein. »Wir werden sehen, wie es dir zwei Tage nach der Chemo geht. Wenn du dich gut fühlst, fahren wir, wenn nicht, sagen wir den Termin ab!« Ein faires Angebot, denn am dreißigsten Oktober wird es mir spitzenmäßig gehen. Das weiß ich!

Mittwoch, 30. Oktober 2002

Barbara

Endlich ist er da. Der Tag, an dem meine Karriere beginnt.

Ich werde in eine Agentur aufgenommen, die mir dann viele gute Film-, Theater- und Musicalangebote machen wird. Wie gut, dass ich derzeit nicht zur Schule gehen muss. Da habe ich genug Zeit für interessante Jobangebote. Wäre ich noch im Internat, hätte es gar keinen Sinn, sich casten zu lassen.

Während der Autofahrt bin ich total aufgeregt, und je näher München rückt, desto hibbeliger werde ich. Mama versucht, mich zu beruhigen, aber ich habe mehr Lampenfieber als vor jeder bisherigen Schulaufführung.

Das Bavaria Filmgelände ist riesengroß. Aber mit der von mir ausgedruckten Wegbeschreibung finden wir das große, weiße Haus, in dem die Agentur sitzt, ganz leicht. Erst als wir drinnen sind, bemerken wir, dass es ein rundes Haus ist. Über einen Wendelgang gelangt man zu den vielen Büroeinheiten, in denen vor allem Filmproduktionen residieren. An den Wänden, den Gang entlang, hängen lauter säuberlich gerahmte Filmplakate.

Mama und ich sind beeindruckt. Zum Teil kennen wir die Schauspieler oder die Filme, um die es auf den Plakaten geht. Ob die Ideen dafür alle in diesem Haus geboren und verwirklicht worden sind?

Wir finden »Sunshine Kids« auf unserem Rundgang nach oben und treten ein. Eine junge Frau begrüßt uns, stellt sich als Patricia vor und bietet uns zwei Stühle vor ihrem Schreibtisch an. Dann sucht sie in ihrem Computer nach meinem Bewerbungsformular, das ich im Internet ausgefüllt und abgeschickt habe.

Unter den vielen Punkten zum Ausfüllen gab es auch eine Rubrik mit der Frage »Warum könnte man über dich eine Reportage drehen?«

Ich habe geantwortet: »Im Juli wurde bei mir Lymphdrüsenkrebs diagnostiziert, und momentan durchlaufe ich das gesamte medizinische Programm (Chemotherapie usw.). Für die Ärzte bin ich ein medizinisches Wunder, weil es mir so gut geht, trotz Endstadium und großen Tumoren in der Lunge.«

»Du hast also Krebs«, beginnt Patricia, die Agenturchefin, ihr Interview. Ich plappere drauflos, erzähle ihr alles, was sie wissen will. Von meiner Krankheit über meine Hobbys bis hin zu meiner Schauspielerfahrung. Während ich rede, kommt eine kleine blonde Frau aus dem Nebenzimmer, lehnt sich in den Türrahmen und hört zu.

»Mit all der Schauspielerfahrung nehmen wir dich natürlich gern«, sagt Patricia. Ihre Kollegin meint, dass mich wohl jede Talkshow und diverse Fernsehsendungen mit Kusshand nehmen würden. »Und natürlich werden wir dich auch für Filmrollen vorschlagen, aber viele Chancen sehe ich da nicht, solange deine Haare nicht nachgewachsen sind«, versucht Patricia vorsichtig, meinen Enthusiasmus zu dämpfen.

Und vorbei ist's mit meinem Traum von der Blitzkarriere! Wahrscheinlich sieht sie mir meine Enttäuschung an und fügt mit einem Lächeln hinzu: »Außer jemand dreht gerade einen Film über ein krebskrankes Mädchen. Dann hast du natürlich die besten Chancen!«

Ich möchte es trotzdem versuchen, und Patricia geht mit mir ins Studio nebenan, um mich zu fotografieren.

Als wir zurückkommen, meint Mama: »Du, Babsi, die machen hier auch Schauspielkurse und Kameratraining. Hast du Lust, so ein Wochenende mitzumachen?«

Patricia erklärt mir, dass es zwischen dem Spielen auf der Bühne und vor einer Kamera große Unterschiede gibt und dass der Kurs auf die Arbeit an einem Filmset vorbereitet.

Ich nicke begeistert. »Ja, da will ich mitmachen!«

Daraufhin bittet mich Patricia, im Internet eine Bewerbung für den Schauspielkurs auszufüllen. »Der nächste Kurs für Kids in deinem Alter findet am dreißigsten November statt. Kurz davor bekommst du eine E-Mail mit genauen Infos«, erklärt sie noch.

Mit dem Hinweis »nicht traurig sein, wenn du nicht gleich von uns hörst!« sind wir entlassen.

Auf der Rückfahrt nach Ulm ärgere ich mich zum ersten Mal ein bisschen über meine Glatze. Wenn ich kein tolles Filmangebot bekomme, dann nur deswegen!

Mama meint, vielleicht ist die Glatze auch ein Vorteil, weil man mir genau die Perücke aufsetzen kann, die sie sich als Frisur für die Darstellerin vorgestellt haben. Aber ich weiß, sie will mich damit nur trösten.

NOVEMBER 2002

Donnerstag, 07. November 2002

Barbara

Heute ist wieder Großuntersuchung. Vier Chemoblöcke habe ich jetzt schon hinter mir, und es geht mir blendend.

Trotzdem muss ich wieder von Kopf bis Fuß durchgecheckt werden. Die Ärzte wollen wissen, ob die Therapie anschlägt, ob alle meine inneren Organe noch richtig funktionieren und natürlich, wie meine Blutwerte sind.

Also pilgern wir wieder mal durch die halbe Klinik. Röntgen, Ultraschall und Blutabnahme. Beim Blut abzapfen aus meinem Hicky eröffnet uns Dr. Classen, dass ich auch noch zur Klinik am Eselsberg muss zum PET.

Oh nein, stöhne ich innerlich auf. Nicht wieder diese Höllenröhre, in der man ewig stillliegen muss! Und vorher wartet man ewig, bis sich das Kontrastmittel im ganzen Körper verteilt hat.

Ich schicke einen bedeutungsvollen Blick in Richtung Mama. Da können wir Wiley's heute wohl vergessen, soll das heißen.

Sie schaut auf die Uhr und schüttelt beruhigend den Kopf.

»Zehn Uhr! Da wollen wir aber gleich los!«, sagt Mama und zieht mich von der Untersuchungsliege. Dr. Classen verfolgt unseren überstürzten Aufbruch mit verblüfftem Gesicht. »Der Termin ist erst um elf!«, ruft er hinter uns her.

»Egal«, meint Mama, »wenn wir früher dort sind, nehmen sie uns vielleicht auch früher dran. Und dein geliebtes Wiley's hat bis zwei Mittagstisch. Das schaffen wir schon!«

Die Sorge, unser rituelles Mittagessen bei Wiley's zu versäumen, beschäftigt mich so, dass ich ganz vergesse, mich vor dieser blöden PET-Untersuchung zu graulen. Diesmal bin ich wenigstens warm angezogen, weil es draußen auch schon kalt ist. Zumindest werde ich in diesem Kühlschrank von Untersuchungsraum nicht mehr zum Eiszapfen erstarren.

Aber trotz dickem, rotem Lieblings-Rollkragenpullover, warmer Socken und langer Hose kriecht die Kälte schon nach kurzer Zeit wieder an mir hoch. Ich konzentriere mich darauf, die Zähne fest aufeinander zu beißen, damit sie nicht klappern vor Kälte.

Um eins sind wir fertig und Mama legt Rennfahrerqualitäten an den Tag, damit wir noch rechtzeitig nach Neu-Ulm kommen.

Montag, 11. November 2002

Barbara

Erster Tag der fünften und vorletzten Chemo!

Als wir pünktlich um neun Uhr zum »Spritze-Fassen« antreten, empfängt uns Oberarzt Dr. Stahnke schon an der Eingangstür zur Tagesklinik. Er strahlt wie ein Honigkuchenpferdchen und streckt mir die Hand entgegen. »Gratuliere, Barbara!«

Verwirrt schaue ich mich um, ob da vielleicht noch eine andere Barbara hinter mir steht. Aber da ist niemand. »Ich habe heute nicht Geburtstag«, versuche ich das offensichtliche Missverständnis aufzuklären.

»Nein, nein«, lacht Dr. Stahnke, »natürlich nicht. Ich gratuliere dir zu den Untersuchungsergebnissen. Sie sind alle ohne Befund!«

»Ist das gut?« frage ich misstrauisch.

»Ja, und wie!«, freut er sich. »Die Tumore aus deiner Lunge sind weg, keine sichtbaren Metastasen mehr in deinem Oberschenkel, alle Lymphome in den Lymphdrüsenbereichen sind zurückgegangen. Ist das nicht toll!«

Ob das toll ist? Mir schießen Freudentränen in die Augen und ich falle Mama um den Hals. Wir lachen und weinen und quietschen und lachen. Dabei hüpfen wir auf und nieder wie zwei von der Tarantel gestochene Nilpferde.

Dr. Stahnke versucht, uns in eines der Behandlungszimmer zu buxieren, aber ich reiße mich los und laufe zu den Schwestern am Empfang. »Habt ihr das gehört? Kein Befund! Ich bin gesund!« kreische ich, immer noch lachend und heulend.

Erst dann bemerke ich zwei Mütter, die im Wartebereich vor dem Empfang sitzen. Sie beobachten mich mit großen Augen. »Entschuldigung«, bringe ich hervor, »es tut mir Leid!« Aber kein Befund!« versuche ich zu erklären. Dann drehe ich mich um und laufe in den Besprechungsraum, in den Dr. Stahnke und Mama verschwunden sind.

»Heißt das, ich kann jetzt nach Hause gehen?«, platze ich atemlos und unhöflich in die Unterhaltung der beiden. »Nie mehr Chemo?«

Aber da schüttelt Dr. Stahnke bedauernd den Kopf. Er erklärt mir, dass ich die letzten beiden Chemoblöcke auf jeden Fall machen muss. »Alle für uns sichtbaren Metastasen sind verschwunden. Aber klitzekleine Restbestände, für unsere technischen Geräte nicht sichtbar, könnten sich noch irgendwo in deinem Körper verstecken. Die langjährigen Forschungen haben ergeben, dass Patienten, deren Chemo vorzeitig abgebrochen wurde, weil keine sichtbaren Metastasen mehr vorhanden waren, oft nach sechs Monaten oder einem Jahr mit neuem Befund wiederkamen. Dieses Risiko willst du doch nicht eingehen, oder?«

Natürlich nicht! Es wäre zwar zu schön gewesen, jetzt mit einem »Aufnimmerwiedersehen« aus der Klinik zu spazieren, aber die Freude über den schnellen Rückzug all der Tumore in meinem Körper wird auch durch die Aussicht auf zwei weitere Chemoblöcke, mit denen ich sowieso gerechnet habe, nicht wirklich getrübt.

Völlig entspannt ziehe ich mir danach »die Cyclo« rein, und auch der Aufenthalt in der Klinik bis zum nächsten Tag ist mir total egal. »Ich bin wieder gesund!«, klopft mein Herz. »Ich bin wieder gesund!«, trommelt es in meinem Ohr. »Ich bin wieder gesund!«, jubelt es in meinem Kopf. Ich bin so froh, dass es genützt hat: Die Chemo, die Arbeit mit Frau Gampert und meine Wandlung vom Duckmäuser in einen aufsässigen Teenager. Juchhu!

Ich fühle mich, als könne meine Seele endlich fliegen. Freiheit ist in Sicht, und ich spüre den Himmel zum Greifen nah.

Ich schließe die Augen und bedanke mich bei Gott und bei Elmer.

Am Nachmittag kommt Professor Debatin. Auch er gratuliert mir mit festem Händedruck und freut sich mit mir. Er meint, ich sei ein »medizinisches Wunder«, weil bei mir bis auf den Haarausfall bisher keinerlei Nebenwirkungen aufgetreten sind.

»Wahrscheinlich liegt es daran, dass du nach dem anfänglichen Schock mit einer bewundernswerten und bemerkenswerten Energie die Krankheit angenommen hast und angegangen bist. Du warst immer überzeugt, dass dir die Chemo hilft«, lobt er mich.

Da hat er zwar Recht, aber wo wäre ich heute ohne meine heimlichen Helfer? Aber ich traue mich nicht, ihm von Frau Gampert, Elmer und Nux Vomica zu erzählen.

Nach meiner Entlassung am Mittwoch werden wir diesen unerwarteten Rückzug der Killermetastasen gebührend bei Wiley's feiern. Ich werde mir einen Kingsize-Salatteller genehmigen. Mit allem, worauf ich Lust habe. Chemo hin oder her!

Mama hängt seit einer Stunde am Telefon und gibt die gute Nachricht an alle weiter, die es erfahren müssen.

Papa kommt am Nachmittag mit einem Riesenblumenstrauß und einer Tüte von McDonalds zu Besuch. Er drückt mich so fest, dass ich fast ersticke und um meinen Hicky fürchte. Weil ihm dabei die Tränen runterlaufen, muss ich leider mitweinen. Kurz schießen mir dunkle Bilder aus der Anfangszeit durch den Kopf. Damals haben mir die Tränen meiner Eltern Angst gemacht. Mit den Freudentränen von heute kann ich gut umgehen. Sie zeigen mir nur, wie sehr sie mich lieben.

Mama

Es ist ein Wunder!

Nach dem lautstarken Freudentaumel mit Barbara werde ich ganz still. Eine Mischung aus tief empfundener Dankbarkeit und Demut überflutet mich. Ich kann es kaum glauben! Ich war doch überzeugt, dass unser Weg, unser Umgang mit der Krankheit die sichere Rettung von Barbaras Leben sein würde. Trotzdem erscheint es mir jetzt wie ein Wunder. Rational nicht fassbar. Ich habe niemals in Erwägung gezogen, dass alles, was wir gemacht haben, nichts genutzt haben könnte. Besonders nach dem offensichtlichen Aufblühen meiner Tochter. Aber man misst den Glauben eben doch an den vordergründig sichtbaren Zeichen. Mir war doch immer klar, dass wir diese Krankheit in den Griff bekommen. Oder nicht? Denn jetzt stehe ich da und bin so unendlich erleichtert und glücklich, dass ich mich fragen muss, wie viel Zweifel ganz tief in mir doch noch genagt haben.

Als ich Barbaras wundervolle Entwicklung Professor Debatin gegenüber als »Spontanremission« bezeichne, also als unerklärten Rückzug der Krankheit, widerspricht er mir. »Liebe, gnädige Frau, bei Morbus Hodgkin im fortgeschrittenen Stadium sind Spontanremissionen nie beobachtet worden. Allerdings führt die Chemotherapie, die wir bei Barbara einsetzen, dazu, dass die Tumoren in Remission gehen. Die Therapie ist deshalb erfolgreich, weil sie diese Rückbildung erzwingen kann. Wir erwarten, dass nach vier Monaten Chemotherapie im optimalen Fall keine Lymphome und Metastasen mehr vorhanden sind. Wenn dies nicht so wäre, dann müssten wir über eine Änderung der Therapie mit anderen Medikamenten nachdenken.«

Aber auch, wenn er es normal findet, für mich ist und bleibt es ein Wunder. Wie die kaum vorhandenen Nebenwirkungen der Chemo. Von einem Arzt wurde ich darauf hingewiesen, dass es ein schlechtes Zeichen sei, wenn bei Barbara kaum Nebenwirkungen auftreten. »Medizinisch gesehen müssen wir in diesem Fall befürchten, dass die Chemo nicht wirkt«, hat er mich belehrt. Barbara habe ich das natürlich nicht erzählt.

Aber vielleicht war das der Keim für meine tief verborgenen Zweifel, die ich jetzt endlich über Bord werfen kann.

Wenn ich daran denke, in welch grauenhaften Zustand wir Barbara in diese Klinik gebracht haben … Wir haben unser ganz persönliches Wunder erlebt.

Danke, Elmer!!!! Danke, Frau Gampert!!!!! Und danke natürlich auch an das Klinikpersonal samt Chemotherapie!!!!

Montag, 18. November 2002

Barbara

Heute waren wir wieder in der Tagesklinik zur Blutkontrolle. Meine Leukos sind so kurz nach dem vierten Chemoblock erwartungsgemäß niedrig, aber nicht bedenklich. Mit der Ermahnung, uns brav zu Hause einzuschließen, werden wir entlassen.

Wir fahren zu Frau Gampert. In dieser Stunde erzählt sie mir von dem Werk »Ein Kurs in Wundern«. Mama hat das Buch zu Hause, weil Frau Gampert es als Gesprächsgrundlage für ihre Gruppensitzungen nimmt. Es ist Zufall, dass wir gerade diese Stunde auf CD aufnehmen. Weil ich in dieser Sitzung laut Frau Gampert etwas wirklich Wichtiges kapiert habe, schreibe ich unseren Dialog ab.

Frau Gampert: »Ein Kurs in Wundern« – Wenn du das gelesen hast, wirst du begreifen, was Krankheit wirklich ist, und du wirst nie wieder Angst haben. Es geht darin um geistige Heilung.«

Barbara: »Glauben Sie?«

Frau Gampert: »Ich weiß es!«

Barbara: »Das wäre cool! Ich habe immer gesagt, die Chemo hilft mir, aber ich finde es komisch, wenn jemand Krebs hat und zu den Ärzten sagt: Kommt und heilt mich! Ihr kriegt es schon hin!«

Frau Gampert: »Selbst das würde helfen, denn es hängt nur am Vertrauen. Du kannst Nase bohren, wenn du das Vertrauen hast, dass das heilt. Also wo ist die Ursache für Heilung?«

Barbara: »Im Vertrauen! In mir!«

Frau Gampert: »Wo in dir?«

Barbara: »In meiner Seele.«

Frau Gampert: »Aber wie komme ich zur Heilung?«

Barbara: »Daran glauben, dass ich wieder gesund werde.«

Frau Gampert: »Ich glaube aber nicht daran.«

Barbara: »Aber glauben ist eine Chance.«

Frau Gampert: »Aber bei mir geht immer alles schief, vielleicht klappt es doch nicht.«

Barbara: »Ich muss lernen, das Gute in der Krankheit zu sehen.«

Frau Gampert: »Was hat dir das Vertrauen gegeben?«

Barbara: »Letztendlich die Chemo … nein … das ist schwer, ich weiß nicht. Schwupps, war es da! Das ist nicht langsam gewachsen … in dem Moment, als ich keine Angst mehr hatte, dass ich sterben könnte … ich glaube, weil ich mich verbündet habe mit der Krankheit, so nach dem Motto: Du hilfst mir, und dann kannst du gehen.«

Frau Gampert: »Du hast die Krankheit positiv begriffen?«

Barbara: »Die Krankheit war ja nicht wirklich eine Krankheit, sondern das Verstellen war die Krankheit, nicht der Krebs, der hat mich nur checken lassen, dass ich etwas ändern muss.«

Frau Gampert: »Und das hast du sofort begriffen?«

Barbara: »Nein, nicht sofort, zuerst hatte ich auch nur Angst vor der Krankheit – wir haben doch gemeinsam nach dem Grund gesucht …«

Frau Gampert: »Und du wusstest, wenn ich das sein lasse, muss Gesundung sich als normaler Zustand wieder einstellen?«

Barbara: »Nicht so ganz, eher, ›das wird mir schon helfen‹ – ich war mir nicht sicher, aber ich wollte daran glauben, habe stark daran geglaubt, und deshalb bin ich den Weg gegangen.«

Frau Gampert: »Was hat sich da geändert, als du begriffen hast, was da los ist?«

Barbara: »Die Angst war weg, ich habe darüber gelächelt, weil ich dachte, es hätte alles so einfach sein können, wenn ich mich nicht verstellt hätte. Da konnte ich darüber lächeln, und plötzlich war das Vertrauen da.«

Frau Gampert: »Genau, das war es. Deshalb musste die Krankheit verschwinden, sie hatte plötzlich keine Macht mehr über dich, weil du die Macht wieder übernommen hast. – Das ist der wichtigste Satz seit Jahren: ›Ich habe darüber gelächelt!‹ Das ist der Schlüsselsatz! Ich habe mich immer gefragt, wo ist der Dreh- und Angelpunkt. Wie die Sachen laufen, das wusste ich, aber ich war mir nie klar darüber, wo und wann es sich zum Guten wendet. Nicht, wenn du verbissen denkst, ich muss jetzt das und das tun, sondern wenn du darüber lächelst.«

In dem Buch gibt es eine ganz tolle Stelle. Das ist die Frage: Warum ist alles so schlimm geworden? Antwort: Weil der Sohn Gottes vergaß, zu lächeln! … Das ist der Schlüssel. Ich bin total betroffen!

Soll das etwa heißen, ich, die kleine Barbara, habe Frau Gampert, der Theologin, Astrologin und Sozialpädagogin zu einer neuen Erkenntnis verholfen? Das Prinzip dieser Gespräche ist zwar das Erarbeiten von Antworten auf die eigenen Fragen, aber meist kennt Frau Gampert diese Antworten schon lange, bevor ich selbst drauf komme. Wie bedeutungsvoll dieser kleine Satz »ich habe gelächelt« ist, ist mir erst durch Frau Gamperts Reaktion klar geworden. In Zukunft werde ich jedenfalls versuchen, immer zu lächeln, wenn ich vor einer scheinbar unüberwindbaren Hürde in meinem Leben stehe.

Samstag, 30. November 2002

Barbara

Gestern waren wir in München. Als Bestandteil des Kameratrainings bei »Sunshine Kids« durften wir Kursteilnehmer bei einem Außendreh der ARD-Serie »Marienhof« zusehen. Mama war ganz schön neidisch auf mich, denn die Erwachsenen durften nicht mit.

Heute Nachmittag um zwei beginnt der Unterricht. Wir machen Stimmtraining, Atemübungen und viele Improvisationen, das heißt, die Lehrerin gibt uns Situationen vor, die wir dann frei nach Fantasie durchspielen müssen. Dabei werden wir von der Kursleiterin mit der Videokamera aufgenommen. Später, wenn wir die Aufnahmen gemeinsam ansehen, werden wir lernen, worauf man achten muss, wenn man vor einer Kamera spielt. Das ist wirklich ganz anders als auf einer Theaterbühne.

Wir sind eine tolle Gruppe von Jungen und Mädchen, lauter Gleichgesinnte zwischen elf und vierzehn. Wir alle wollen Schauspieler werden, und niemand stört sich an meiner Glatze oder hat Berührungsängste. Es tut so gut, mal wieder unter gesunden Gleichaltrigen zu sein!

Als wir gegen acht Uhr abends wieder zu Hause sind, fühle ich mich müde und ausgelaugt. Seltsam. So anstrengend war der Kurs doch gar nicht. Ich gehe gleich zu Bett, in der Hoffnung, morgen wieder fit zu sein für den zweiten Kurstag in München.

DEZEMBER 2002

Sonntag, 01. Dezember 2002

Barbara

Ich wache ziemlich früh auf, weil ich stechende Schmerzen am Rücken und im Schulterbereich spüre. Noch im Halbschlaf fährt meine Hand an eine schmerzende Stelle. Fühlt sich an wie Bläschen. Bläschen? Sofort bin ich hellwach.

Ich rüttle Mama wach.

»Mama, was habe ich da am Rücken?«, frage ich leicht beunruhigt.

Mama hat Mühe, die Augen aufzukriegen. Ich drehe ihr den Rücken zu und ziehe meine Pyjamajacke hoch.

Als Mama sich abrupt aufsetzt, weiß ich, dass etwas nicht stimmt.

»Oje!«, sagt sie, »da sind rote Punkte und Bläschen. Ich glaube, wir müssen in die Klinik!«

»Oh nein, bitte nicht! Ich will nicht in die Klinik! Nicht heute, ich will nach München, zum Kameratraining!«

»Barbara, du weißt, was die Ärzte gesagt haben: Wenn irgendetwas Ungewöhnliches auftritt, wie Fieber, Ausschlag oder Ähnliches, soll man unverzüglich in die Tagesklinik kommen«, erinnert mich Mama.

Ich will das jetzt nicht hören.

Ich will eine Filmrolle, und dieser Kurs wird mir dabei helfen.

»Wir können doch morgen in die Klinik fahren«, flehe ich Mama mit dramatischem Augenaufschlag an.

Mama ist unschlüssig. »Ich schaue mal in meine medizinischen Bücher!«, schlägt sie vor und schwingt sich aus dem Bett.

Als sie zurückkommt, hat ihr Gesicht diesen Ausdruck angenommen, den ich gar nicht mag: Wilde Entschlossenheit gepaart mit »keine Diskussion!«. Und mit der dazugehörigen Stimme befiehlt sie: »Los, zieh dich an, wir fahren in die Klinik. Dieser Ausschlag sieht aus wie Gürtelrose, und damit ist nicht zu Spaßen!«

Murrend und widerwillig gehorche ich.

»Aber ich werde nicht dort bleiben, das sag ich dir. Ich will diesen Klinikgestank nicht länger einatmen müssen als nötig. Lieber fahren wir jeden Tag hin und her. Versprich mir das!«

Mama sieht mich bedauernd an. »Das kann ich nicht Barbara, und das weißt du auch!«

Wenigstens nimmt sie unseren Notfallkoffer nicht mit. Der ist auch gar nicht mehr gepackt, weil Mama schon dabei ist, alles in Kisten zu verstauen. Nächste Woche ziehen wir in unser neues Haus.

Auf der Fahrt nach Ulm schweige ich verbissen. Ich bin mega-frustriert.

In der Kinderambulanz der Tagesklinik stecken sie uns wegen des Ausschlags gleich in ein Einzelzimmer. Das Warten ist ätzend. Ich habe nichts zum Lesen und keinen Gameboy dabei, um mir die Zeit zu vertreiben. Außerdem habe ich inzwischen ziemliche Schmerzen. Der Ausschlag juckt höllisch. Mama lässt mich aber nicht kratzen. Endlich, nach etwa einer Stunde, kommt ein junger Arzt, der mich in den Finger piekst. Nach einer weiteren halben Stunde kommt Dr. Classen und sieht sich meinen Ausschlag an.

»Hast du das nicht schon früher bemerkt? Dieser Ausschlag ist nicht von heute!« Unter seinem vorwurfsvollen

Blick werde ich sehr verlegen. Kleinlaut muss ich zugeben, dass mich der Rücken schon gestern gejuckt hat. »Aber ich habe mir nichts dabei gedacht, habe nur ein bisschen gekratzt. Das ist doch ganz normal«, verteidige ich mich, wohl wissend, dass aus dem Juckreiz noch während des Kurses in München ein stechender Schmerz geworden ist, den ich absichtlich verdrängt habe.

Dr. Classen sieht mich bedauernd an: »Tja, Barbara, das ist Gürtelrose, eine ansteckende Viruserkrankung. Da wirst du ein paar Tage hier bleiben müssen. Und zwar unter Quarantäne!«

»Unter was?«

»Wir müssen dich von allen anderen Kindern auf der Onko isolieren, weil du ansteckend bist!«

Warum protestiert Mama nicht? Sie weiß doch, dass ich nicht hier bleiben will. Aber sie macht keinen Mucks. Sagt gar nichts! Ich fühle mich verraten und verkauft. Stinksauer lasse ich mich »abführen«. Ja, genauso kommt mir das vor.

Schwester Sandra, jetzt Gefängnisaufseherin, holt uns ab und führt uns unter höchsten Sicherheitsvorkehrungen hinüber auf Station 6. Sie öffnet die Tür zur Station und ruft durch den Gang. »Ich komme jetzt mit Barbara.« Ich höre die schnellen, quietschenden Schritte der Schwestern und das Zuschlagen von Türen. »Jetzt ist die Luft rein! Wir können gehen!«, fordert sie uns auf, als es still geworden ist auf dem Korridor.

Ich fühle mich wie eine Aussätzige auf ihrem Weg in die Verbannung. Mühsam verbeiße ich mir die Tränen. Niemand soll sehen, wie schrecklich ich mich fühle.

Diesmal komme ich ins »Do-samma-dahoam«-Zimmer. Es erscheint mir wie ein Hohn. Ich bin hier nicht zu Hause und ganz bestimmt will ich hier auch nicht bleiben.

Mama fährt zurück nach Biberach, um unsere Sachen zu holen. Klamotten, Waschzeug, Schlafanzüge.

Ich schalte den Fernseher ein, wohl wissend, dass mich keine Sendung der Welt momentan von meiner hilflosen Wut ablenken kann. Aber was soll ich sonst tun?

Missmutig starre ich in die Glotze, ohne zu registrieren, was da läuft. All meine Energie, mein ganzer Optimismus – wie weggefegt. So mies habe ich mich noch nie gefühlt.

Als Schwester Sandra hereinkommt, frage ich, wie lange ich bleiben muss. »Mit zwei Wochen musst du schon rechnen!«, kommt es fröhlich wie immer zurück. Ist die Frau eigentlich nie schlecht drauf? Wie kann man eine derart niederschmetternde Auskunft mit so einem strahlenden Lächeln servieren? Jetzt bin ich endgültig bedient. Zwei Wochen Klinik! Das halte ich nicht durch!

Kaum allein, breche ich zusammen. Ich heule, wie noch nie in meinem Leben. Dabei schießen mir tausend Fragen durch den Kopf: Was habe ich nur falsch gemacht? Warum werde ich bestraft? Warum tut Elmer mir das an? Warum tut Gott mir das an? Geht jetzt alles wieder von vorne los? War es falsch, sich zu freuen, weil scheinbar alles vorbei und ausgestanden war? Mir ist, als ob eine eisige Hand nach mir greift, um mich in die Tiefe zu reißen.

Nach etwa zwei Stunden kommt ein Arzt zu mir ins Zimmer. Er will mir ein Bläschen aufpieksen und den Inhalt ins Labor bringen. Sobald er weg ist, heule ich weiter. Jedes Mal, wenn jemand in mein Zimmer kommt, wische ich mir schnell die Tränen ab. Niemand soll mich weinen sehen. Ich will stark sein und mein gutes Image auf der Station nicht verlieren. Durch Frau Gampert habe ich gelernt, Gefühle rauszulassen, und meist gelingt mir das inzwischen auch.

Aber nicht jetzt. Momentan funktioniert das einfach nicht. Und »lächeln« kann ich darüber kein bisschen. Ich will mich allein in meinem Elend suhlen und verzichte dankend auf oberflächliche Trostfloskeln irgendwelcher wohlmeinender Mitmenschen.

Mama

Mein armes, tapferes Mädchen! Sie hat den Workshop bei »Sunshine Kids« so genossen. Unbedingt wollte sie da noch einmal hin, obwohl sie schon Schmerzen hatte. Es waren die ersten Schritte in ein neues Leben, dahin, wo Freude ist. Das Leben findet jetzt statt! Und es soll Spaß machen. Immer wieder habe ich ihr das gesagt, und wir haben versucht, danach zu leben. Es brach mir fast das Herz, heute gegen dieses Motto handeln zu müssen. Sie nach Ulm in die Klinik statt nach München fahren zu müssen.

Jetzt weiß ich zwar, dass ich richtig entschieden habe, aber besser geht es mir deshalb nicht. Gürtelrose! Gerade, als wir dachten, wir hätten das Schlimmste hinter uns.

Einen schlechteren Zeitpunkt hätte sich Babsi für diesen Rückschlag gar nicht aussuchen können. Ich kann doch nicht schon wieder allen meinen Patienten absagen. Gerade erst hat es sich herumgesprochen, dass meine Praxis wieder geöffnet ist. Nächste Woche ziehen wir um. Und bei der Bank habe ich dafür sogar einen Kredit aufgenommen. Alle Ersparnisse sind in den drei Monaten Auszeit, die ich mir für Barbara genommen habe, draufgegangen.

Diesmal wird es unmöglich sein, Barbara Tag und Nacht in der Klinik Gesellschaft zu leisten. Ich hoffe sehr, dass sie dafür Verständnis haben wird. Gürtelrose ist zwar sehr schmerzhaft, und zum ersten Mal seit ihrer Erkrankung wird sie Schmerzmittel brauchen, aber ihr körperlicher Allgemeinzustand ist viel besser als in den ersten Wochen, die sie im Krankenhaus verbringen musste.

Am Nachmittag erreiche ich Frau Wagenbauer, die Schauspiellehrerin, in München. Ich will ihr nur mitteilen, dass Barbara den zweiten Kurstag nicht wahrnehmen kann, weil sie mit Gürtelrose im Krankenhaus liegt. Frau Wagenbauer findet das richtig schade. Sie bedauert Barbara nicht nur wegen dieses Rückschlags, sondern auch wegen ihrer Abwesenheit vom Kurs. »Barbara hat ein ganz außergewöhnliches Talent. So viel Ausstrahlung, Charme, Fantasie und Witz. Sie sollte unbedingt weitermachen, wenn sie wieder ganz gesund ist! Und sie wird uns wirklich fehlen heute Nachmittag!«

Wie schnell Barbara da doch wieder Freunde gefunden hat. Am meisten freue ich mich aber über die professionelle Beurteilung von Barbaras Talent. Endlich mal eine positive Nachricht an diesem düsteren Tag. Barbara wird ihren Weg gehen, weder Krebs noch Gürtelrose werden mein Mädchen aufhalten können!

Als ich abends in die Klinik zurückkomme, empfängt mich eine übel gelaunte Barbara. Auch das große Kompliment der erfahrenen Schauspielerin, das ich sofort an sie weitergebe, kann sie nicht wirklich aufheitern.

Schade, unter normalen Umständen hätte sie sich riesig darüber gefreut. Aber es gibt noch ein Problem, das ich lieber gleich loswerde: »Barbara, du weißt, dass wir nächste Woche umziehen. Ich muss noch so viel packen und organisieren. Wirst du hier tagsüber allein klarkommen?«

Keine Antwort. Nur ihre Unterlippe schiebt sich trotzig vor, und sie legt ihre Stirn in ärgerliche Falten.

»Ich komme jeden Abend und bleibe über Nacht bei dir. Nur tagsüber muss ich in Biberach sein. Das verstehst du doch, oder?«, bitte ich um Verständnis.

Als ich ihre Hand nehmen will, entreißt sie mir diese schroff.

»Lass mich einfach nur in Ruhe!«, schnauzt sie ungnädig und widmet sich wieder ihrem Fernsehprogramm.

Zu den tränenreichen Geschichten von »Nur die Liebe zählt« packe ich unsere Habseligkeiten in den dafür vorgesehenen Schrank. Wenn ich ihre Laune ignoriere, wird sie sich schon wieder beruhigen, denke ich. Aber an diesem Abend kann ich ihr kein Lächeln mehr entlocken.

Erst als das Licht bereits gelöscht ist und mir gerade die Augen zufallen, kommt ihre Stimme aus der Dunkelheit. Ganz leise und ängstlich: »Mama, was habe ich falsch gemacht? Werde ich jetzt wieder Tumore bekommen?«

Sofort bin ich hellwach. Und dankbar, dass Barbara mein erschrockenes Gesicht nicht sehen kann. Das ist es also! Sie glaubt, sie wird bestraft, weiß aber nicht, wofür. Sogleich meldet sich mein schlechtes Gewissen, und ich grüble darüber nach, was ich wieder falsch gemacht habe.

Der Umzug, die Schauspielschule, Kameratraining, Besuche bei Ikea. Habe ich ihr zu viel zugemutet? Hätte ich sie mehr schonen müssen? Ihr Dinge abschlagen, die sie mit Freude gemacht hat, die ihr die Zeit vertrieben haben und sie von ihrer Krankheit abgelenkt haben?

»Ich weiß es nicht, Barbara«, presse ich gequält hervor. »Aber ich werde Elmer fragen!«

Angespannt lausche ich in die Dunkelheit, warte bange auf ein Schniefen, das auf Weinen hindeuten könnte oder auf weitere Fragen, die ich nicht beantworten kann.

Aber es kommt nur ein trauriges, kleines »Gute Nacht, Mama«, und ich lasse es erleichtert dabei bewenden.

Jetzt kommen mir die Tränen. Sie spülen meinen »Galgenhumor« weg und brechen alte Ängste wieder auf.

Dienstag, 03. Dezember 2002

Mama

Ich checke meine E-Mails, obwohl die Antwort von Elmer noch gar nicht da sein kann. Wir brauchen dringend seinen Rat.

Barbara geht es gar nicht gut!

Zum ersten Mal seit Monaten hat sie wieder Fieber. Der Entzündungswert ist erhöht, und die Leukozyten sind ganz unten. Auf dem bisher geringsten Wert von 500. Aber am meisten beunruhigt mich mir ihr seelischer Zustand. Sie ist depressiv und ängstlich.

Babsi hat große Schmerzen, und die totale Isolation, notwendig wegen der Ansteckungsgefahr für die anderen kleinen Patienten, trägt nicht gerade zur Verbesserung ihrer Laune bei. Barbara nimmt es leider sehr persönlich, dass jeder, der ihr Zimmer betritt oder verlässt, »schleusen« muss. Das bedeutet, jeder Arzt, jede Schwester und jeder Besucher muss sich im Vorraum ihres Zimmers, der Schleuse, einen Schutzmantel anziehen. Beim Verlassen von Barbaras Zimmer muss man die Glastür schließen, den Schutzmantel im Vorraum ausziehen, sich mit Desinfektionsmittel die Hände waschen, auf einem Küchenwecker zwei Minuten einstellen und warten, bis es klingelt. Erst dann darf man den Vorraum durch die zweite Glastür verlassen und auf den Gang von Station 6 hinaustreten. Eine ziemlich nervige Prozedur, die auf der Kinder-Krebsstation zwar zum Alltag gehört, die wir bisher aber nicht gebraucht haben.

Homöopathisch können wir momentan nichts tun. Die Medikamente unterdrücken die Viren in Barbaras Körper, aber damit auch ihre Selbstheilungskräfte. Wenn ich jetzt mit Homöopathie die Selbstheilung aktiviere, kämpfen die beiden Präparate gegeneinander, und das Schlachtfeld ist der Körper meiner Tochter. Es würde sie mehr schwächen als helfen.

Aber ich kann osteopathisch ableiten! Da frei machen, wo Blockaden sind, damit alles fließen und wirken kann.

Heute ist Schauspielkurs in Stuttgart. Soll ich hinfahren oder bei meinem Kind bleiben? Mist! Bin ich nur eine gute Mutter, wenn ich Opfer bringe? Bedeutet Mutter sein wirklich nur: Pflicht, Verzicht, Opfer und Leiden?

Wenn ich auf die besserwisserischen Kommentare aus unserem Umfeld höre, dann habe ich alles falsch gemacht. »Es war halt doch zu viel für Babsi!« oder »Das mit der Schauspielerei muss in Zukunft weniger werden!« Immer wieder lasse ich mich beeinflussen und von meinem Weg abbringen.

Habe ich nicht auch eine Vorbildfunktion, ja sogar Vorbildpflicht, meiner Tochter gegenüber?

Sie soll unbeirrt ihren Weg gehen und zwar den, der sich von innen heraus gut anfühlt. Wenn jemand anders – und ich schließe mich da mit ein – Probleme damit hat, ist das dessen Angelegenheit. Immer nur darüber reden ist unglaubwürdig. Ich muss ihr das vorleben.

Wenn ich gestresst bin und an meine Belastungsgrenze stoße, reagiert Barbara sofort. Hoch sensibel und leider wieder mit ihrem Selbstzerstörungsprogramm.

Nein, ich werde zum Kurs fahren und erst um zweiundzwanzig Uhr bei ihr im Krankenhaus sein. Jede Woche freue ich mich auf diese Stunde, und auch mein Weg muss da entlang gehen, wo es Freude macht, wenn er nicht leidvoll und krank machend enden soll. Barbara sagt, ich solle den Kurs bloß nicht ihretwegen sausen lassen. Mein schlechtes Gewissen kann sie mir damit nicht nehmen. Damit muss ich selbst klarkommen.

Bisher sind wir immer zusammen zu diesem Kurs gefahren. Sie fehlt mir sehr, und ich merke daran, wie eng wir zwei in den letzten Monaten zusammengewachsen sind.

Freitag, 06. Dezember 2002

Barbara

Auf meinem Frühstückstablett steht ein Schokoladennikolaus. Das ist zwar furchtbar lieb gemeint von der Klinik, aber sein Anblick treibt mir Tränen in die Augen. Ich bin immer noch frustriert, weil ich hier festsitze, wie eine Gefangene.

Weil ich Schmerzen habe, weil die Medikamente nicht lindern und weil es mir einfach dreckig geht.

Der Nikolaus erinnert mich an die Vorweihnachtszeit, wie ich sie bisher kannte. Ich liebe diesen Monat Dezember mit all der Vorfreude auf Weihnachten. Wohin man auch geht, man riecht es, spürt es und schmeckt es: Das Christkind kommt bald!

Nur diesmal kann ich nirgends hingehen. Mama hat gesagt, draußen auf dem Gang ist auch alles sehr weihnachtlich und wunderhübsch geschmückt. Aber nicht mal das darf ich mir ansehen. Ich bin so ansteckend für all die anderen, abwehrgeschwächten Kinder hier auf der Station, dass mir das Personal nur im Schutzanzug gegenübertreten darf. Für mich gibt es weder weihnachtlich geschmückte Straßenzüge, noch Lichtergirlanden in Vorgärten, die ich bewundern kann. Keinen Weihnachtsmarkt mit seinen betörenden Gerüchen und keinen Duft von selbstgebackenen Plätzchen, der aus Mamas Küche strömt und das ganze Haus durchzieht.

Ich werde nicht in den Garten laufen können, um mir die ersten Schneeflocken auf das Gesicht fallen zu lassen und werde nicht den unter meinen Schuhen knirschenden Schnee hören, wenn alles zum ersten Mal weiß überzuckert ist. All das verpasse ich in diesem Jahr, und es stinkt mir gewaltig.

Und dann ist da noch der Umzug, auf den ich mich diesmal wirklich gefreut hatte und bei dem ich nicht mitmachen konnte. Ich wollte das neue Haus zusammen mit Mama erobern und mein Zimmer mit ihr gemeinsam neu einrichten. Noch ein Wunsch, der nicht in Erfüllung geht wegen dieser blöden Krankheit.

Seit der Gürtelrose fühle ich nur noch eines: Niederlage, Niederlage, Niederlage. Es scheint kein bisschen Sonne mehr in meinem Leben, es gibt nur Regen, Regen, Regen!

Ja, ich habe mich wieder in mein Schneckenhaus zurückgezogen. Ich will mit niemandem etwas zu tun haben, will nicht basteln, malen und schon gar nicht LERNEN!

Am Mittwoch kam doch tatsächlich die Lehrerin der Klinikschule und wollte mir Mathe aufdrängen. Ich hasse Mathe! Ich bin für dieses Jahr vom Unterricht befreit, es geht mir total dreckig, und die will, dass ich Mathe pauke!?

Weil Mama nicht da war, musste ich mich selbst wehren. Inzwischen tut mir das schon wieder Leid, aber am Mittwoch bin ich so wütend geworden, dass ich nur noch geschrien habe: »Ich will das nicht. Ich habe hammermäßige Schmerzen, mir ist, als würde jemand mit tausend Messern auf mich einstechen. Die Medikamente helfen einen Scheißdreck. Ich hab' NULL BOCK auf Mathe!!!!« Keuchend vor Wut sitze ich in meinem Bett und starre sie an. Am liebsten wäre ich aus dem Bett gesprungen, um das ganze Krankenhaus zusammenzuschlagen.

Mit beschwichtigend erhobenen Armen weicht die arme Frau vor mir zurück »Ist ja schon gut!«, versucht sie, mich zu beruhigen. »Ich dachte nur, das hilft gegen Langeweile!«

»Mir ist nicht langweilig«, fauche ich zurück wie eine Katze, der man versehentlich auf den Schwanz getreten ist. »Ich habe den Fernseher und den Laptop. Das reicht mir momentan an Entertainment. Danke!«

Als sie endlich weg ist, versinke ich wieder in Selbstmitleid. Alle haben Spaß daran, mir was kaputt zu machen, so empfinde ich es.

Seit der Gürtelrose bin ich so deprimiert und mies drauf, wie noch nicht mal in der Anfangszeit. Gleich nach der Diagnose Krebs habe ich die Angst verdrängt, war zu schwach für Todesängste. Aber jetzt mache ich mir große Vorwürfe, überlege die ganze Zeit, was ich falsch gemacht habe, wann ich mich verstellt haben könnte. Es muss doch einen Grund geben, warum ich diese blöde Gürtelrose als Rechnung serviert bekomme.

Sehnsüchtig warte ich auf eine Nachricht von Elmer. Am Telefon hat Frau Gampert zwar gesagt, wenn man tief in sich hineinhorcht, findet man selbst eine Antwort auf seine Fragen. Aber seit ich wieder krank bin, klappt das nicht mehr. Meine innere Stimme hat sich verabschiedet. In mir toben nur noch Angst, Wut und Frust.

Mama

Heute war ein schrecklicher Tag!

Als ich abends ins Krankenhaus komme, fragt Barbara auch gleich, was ich habe.

»Nichts!«, knurre ich in einem Ton, der ihr sofort klar macht, wie miserabel ich mich fühle.

Ich bin müde. So müde von den Nächten in diesem Krankenzimmer. Immer wieder wird der Schlaf vom Piepsen des Infusomaten und dem darauf folgenden Flaschenwechsel durch die Nachtschwester unterbrochen. Als ich Tag und Nacht bei Barbara war, konnte man diesen Schlafmangel tagsüber durch kleine Nickerchen ausgleichen. Meine Arbeit und der Umzug lassen dies jetzt nicht mehr zu.

So gern möchte ich allein in meinem Schlafzimmer mal eine ganze Nacht durchschlafen. In dem Schlafzimmer, das mir noch gar nicht vertraut ist, weil ich es seit unserem Umzug noch gar nicht bewohnt habe. Genauso wenig wie den Rest unseres neuen Zuhauses, in dem noch das absolute Umzugschaos herrscht. Gemütlich einrichten oder gar Adventsdekoration waren bisher nicht drin.

Auch Patiententermine musste ich nun doch absagen. Der Spagat zwischen Klinik und Umzug hat auch die Einrichtung der neuen Praxis verzögert. Irgendwann kommt keiner mehr. Wenn ich daran denke, packt mich die Existenzangst.

All das und dazu noch das schlechte Gewissen Barbara gegenüber, weil ich den Schauspielkurs auch diese Woche nicht ausfallen ließ – ich bin am Ende. Meine Grenzen sind erreicht. Das spüre ich ganz deutlich und Barbara natürlich auch. Sie streckt die Arme nach mir aus, und ich setze mich zu ihr aufs Bett. Dann liegen wir uns in den Armen und heulen. Ich bin total erschöpft, und Barbara ist traurig, weil es mir schlecht geht. Sie schluchzt, dass sie sich schuldig fühlt, woraufhin ich mich ihr gegenüber schuldig fühle. Schließlich bin ich doch dafür verantwortlich, dass es ihr gut geht und dass ich sie bei Laune halte.

Wie sehr sich Barbara in dieser Zeit mit Ängsten, Wut und Selbstzweifeln gequält hat, erfahre ich erst viele Monate später.

Montag, 09. Dezember 2002

Barbara

Heute bringt Mama endlich die Nachricht von Elmer.

Meine schlechte Stimmung weicht sofort gespannter Aufregung. »Und? Was schreibt er?«, drängle ich.

»Dass dein Körper einen Reinigungsprozess durchmacht und es dabei durchaus passieren kann, dass er sich dafür eine andere Krankheit sucht, um sich darüber auszuheilen«, nimmt Mama das Wichtigste vorweg.

»Heißt das, ich habe nichts falsch gemacht und werde keine neuen Tumore kriegen?« Ich muss mich absichern, ob ich alles richtig verstanden habe.

Mama sagt, dass sie Elmer auch gefragt hat, ob inzwischen wirklich alle Metastasen aus meinem Körper verschwunden sind.

Elmer sieht das so:

Der Nährboden ist immer noch vorhanden, aber ihm wurde das Futter weitgehend entzogen, weil bei dem lieben Erdenkind Barbara innerlich die Angst vor der Zerstörung weitgehend ausgemerzt ist. Damit haben die Metastasen keine Macht mehr. Sie sind darauf ausgerichtet, anzugreifen und zu zerstören, doch wenn sie dazu keine geistige Nahrung mehr bekommen, wenn keine Angst mehr da ist, können sie nicht mehr wachsen und anderes Gewebe angreifen.

Jetzt hängt alles davon ab, ob und wie die seelische Seite von dem lieben Erdenkind Barbara stabilisiert wird.

Erschrocken denke ich an all die Ängste, die wieder in mir toben, seit ich mit Gürtelrose in der Klinik liege.

»Elmer sagt, dass du weiterhin Freude suchen sollst, denn nur das kann dich weiterhin stabilisieren«, fasst Mama Elmers umständliche Aussagen für mich zusammen.

»Und wie soll das gehen, solange ich hier noch eingesperrt bin?«, frage ich verzagt.

Auch darauf hat Elmer eine Antwort:

Das liebe Erdenkind Barbara kann in eine Phase der Erschöpfung hineinfallen, denn der innere Kampf der Metastasen, die Futter wollen, das ihnen nun entzogen wurde, laugt sehr aus. Es kann aber auch das Gegenteil auftreten: totale Euphorie. Beides schwächt den Körper sehr, und deshalb sollte sie weitgehend in Ruhe gelassen werden.

Mama liest mir nur die wichtigsten Aussagen vor, denn sie merkt, dass ich nicht so lange konzentriert zuhören kann.

»Er sagt, du musst viel trinken, damit Schlacken gut herausgespült werden können, du sollst nur essen, worauf du Lust hast und viel Zeit im Freien verbringen, an der frischen Luft!«

Na toll. Wie es aussieht, kriege ich gerade mal das mit dem Trinken hier im Krankenhaus hin. Der Klinikfraß hängt mir zum Hals raus. Wenn Mama mir nicht abends immer etwas Selbstgekochtes von zu Hause mitbringen würde, wäre ich wahrscheinlich schon verhungert. Und Frischluft gibt es hier im Krankenhaus auch wenig.

Indessen hat Mama weitergelesen und fragt mich jetzt: »Bist du depressiv?«

Schuldbewusst schüttle ich den Kopf. »Mir geht es nicht besonders, wie du weißt, aber depressiv?« Ich beantworte die Frage mit einer Gegenfrage, weil ich ihr auch jetzt nicht sagen kann, wie sehr mich dieser Rückschlag mit der Gürtelrose in die Tiefe gerissen hat.

Hier steht aber: *»Es mag sein, dass es nach einer Depression aussieht, doch das liebe Erdenkind Barbara muss sich jetzt innerlich wieder neu ausrichten. Depressive Phasen* *sollen auch gleichsam Ruhephasen sein – sie wird diese schnell wieder überwinden und erneut aufleben!«*, liest Mama vor.

Meine innere Angst und Zerrissenheit ist also Teil meines Heilungsprozesses, wenn ich das richtig verstehe.

Dienstag, 10. Dezember 2002

Barbara

Ich versuche wirklich, Elmer zu glauben, dass jetzt nicht alles wieder von vorn losgehen wird. Aber es geht mir weiterhin dreckig. Wo ist all meine Energie geblieben? Elmer hat gesagt, der Krebs wird nicht gleich wiederkommen, wenn ich mal was falsch mache. Und natürlich glaube ich ihm. Aber was ist, wenn ich zu viel falsch mache? Wer bestimmt das Maß? Meine Gedanken sind ein Teufelskreis, aus dem ich nicht mehr herausfinde. Dazu oder vielleicht auch deshalb geht mir alles und jeder auf die Nerven.

Das ständige Fiebermessen, zehnmal am Tag die Tinktur gegen den Ausschlag aufgetragen bekommen, danach mit ausgestreckten Armen sitzenbleiben, bis die blöde Tinktur trocken ist. Infusionen, Tabletten, ständige Blutkontrollen. Und die Klinikkost, die mich nur noch anekelt. Ein Versuchstier im Labor kann sich nicht hilfloser und ausgelieferter fühlen als ich in diesen Tagen.

Elmer hat gesagt, ich brauche Ruhe – aber in diesem Affenhaus werde ich keine finden.

Wenn ich nicht krank geworden wäre, hätte ich heute mit dem letzten (!!!) Chemoblock begonnen. Aber meine Werte sind derartig im Keller, dass daran nicht zu denken ist. Die Ärzte zucken nur mit den Schultern, wenn ich frage, wann wir weitermachen können. Genauso, wie bei der Frage, wann ich endlich nach Hause darf.

Solange ich gut drauf war und alles positiv angenommen habe, ging es stetig bergauf mit mir. Jetzt geht es mir schlecht, und alles geht schief, nichts klappt mehr. Ich weiß, dass ich mich nur selbst aus dieser Krise herausholen kann und muss – so viel habe ich bei Frau Gampert schon begriffen. Aber ich muss erkennen, dass zwischen dem Wissen und dessen Umsetzung Welten klaffen können.

Ich schaffe es einfach nicht, über diesen Rückschlag zu lächeln.

Mama

Barbara wirkt immer noch bedrückt und in sich gekehrt. Sie spricht nicht viel, wenn ich abends in die Klinik komme. Dankbar futtert sie die mitgebrachte Hausmannskost in sich hinein und widmet sich dann wieder ihren Chatfreunden am Klinik-Laptop oder dem Fernsehprogramm.

Ist das die »Phase der Erschöpfung«, von der Elmer spricht? Sie dauert mir jetzt schon zu lange. Anfangs konnte ich ihre Verzweiflung und ihren Unwillen verstehen. Natürlich hatte sie keine Lust mehr auf die Klinik, auf neue Schmerzen und neue Medikamente.

Aber inzwischen sind vierzehn Tage vergangen und es wird Zeit, dass sich Barbara wieder fängt. Sie verliert den

Glauben an unseren Weg. Ich spüre das, muss aber gestehen, dass es auch mir momentan schwer fällt, hinter jeder Situation das »Geschenk« zu sehen.

Donnerstag, 19. Dezember 2002

Barbara

Heute darf ich endlich nach Hause. Meine Nierenwerte sind extrem schlecht, sagt Doktor Classen, aber weil ich so nörgelig und unzufrieden bin, lassen sie mich gehen. Morgen müssen wir schon wieder in die Tagesklinik zur Blutkontrolle, aber egal. Hauptsache, ich darf hier raus.

Unser neues Haus ist toll. Mit Spaß und Elan rücke ich in meinem Zimmer mit Mamas Hilfe Möbel und fange an, mich häuslich einzurichten. Schlafen will ich hier noch nicht, obwohl ich Mama nachts schon lange nicht mehr brauche. Das heißt, ich brauche keine Hilfe mehr, aber ihre Nähe ist noch immer wichtig.

An diesem Abend im Bett danke ich Elmer, dass er mir durch diese Horrorzeit geholfen hat. Ohne dich wäre ich aus diesem Loch nicht mehr herausgekommen, erzähle ich ihm.

In fünf Tagen ist Weihnachten. »Was Weihnachten wohl für Elmer bedeutet?«, frage ich Mama. »Es würde mich wirklich interessieren, wie er das Weihnachtsfest verbringt«, spinne ich den Gedanken weiter.

»Wir können ihn doch fragen!«, murmelt Mama schlaftrunken.

Sonntag, 22. Dezember 2002

Barbara

Seit meiner Heimkehr herrscht zwischen Mama und mir Krisenstimmung!

Ich bin deprimiert, weil wir noch kein Programm für Silvester haben. An diesem Tag habe ich Geburtstag, und ich bin der Meinung, dieser Tag muss diesmal ganz besonders gefeiert werden.

In diesem Jahr habe ich dem Tod in die Augen gesehen, habe die Anwesenheit meines Todesengels in meinem Krankenzimmer gespürt, aber Mama und Elmer haben mich zurückgeholt.

Ich glaube an Gott, aber nur an den liebenden. Den strafenden Gott hat die Kirche erfunden, und an den glaube ich nicht mehr. »Morgen früh, wenn Gott will, wirst du wieder geweckt.« Es ist ein dummes Lied und meinen Kindern werde ich es nie vorsingen.

»Gott ist Liebe«, hat Frau Gampert gesagt. Daran kann ich mich festhalten. Gott bestraft uns nicht, wir selbst sind es, die Elend und Krankheiten erschaffen.

Ich habe so viel Schreckliches überlebt und soviel Schönes erlebt in diesem Jahr. Das muss doch ein ganz besonderer Geburtstag werden, oder?

Nur, wie er werden soll, ist mir auch nicht klar. Am liebsten würde ich alle meine Freundinnen aus dem Internat einladen, aber zu Silvester sind alle bei ihren Familien in ganz Deutschland verstreut.

Am 25. Dezember beginnt außerdem mein letzter Chemoblock und wer weiß, wie es mir dann zu Silvester geht. Vielleicht ist mein Körper immer noch geschwächt von der Gürtelrose, und es geht mir schlecht am 31. Dezember. Hier in Biberach habe ich nur Mel. Mit ihr allein kann ich keine Party feiern.

Mama macht zwar verschiedene Vorschläge, aber keiner kommt so richtig bei mir an. Sie wird langsam sauer und keift schon wieder wie früher, vor meiner Krankheit.

Warum hat Mama so gar keine zündende Idee für meinen Geburtstag?

Mama

Barbara will, dass Weihnachten und Geburtstag in diesem Jahr »ganz besonders« gefeiert werden.

Natürlich will ich ihr etwas Tolles bieten, aber mit dem Umzug und drei Monaten Verdienstausfall stehe ich mit dem Rücken zur Wand. Es darf nichts Kostspieliges sein, und damit sind mir Grenzen gesetzt, die ich Barbara gegenüber nicht erwähnen will. Wir haben so viel unternommen, während Barbara krank war, haben nichts aufgeschoben, und ich habe ihr alle Wünsche erfüllt, soweit sie im Bereich meiner Möglichkeiten standen. Wie soll ich das jetzt noch übertreffen?

Genau so sollte ich ihr das sagen. Aber ich bringe es nicht fertig. Und so verschlechtert sich die Stimmung bei uns zu Hause kurz vor diesem »ganz besonderen« Weihnachtsfest rapide.

Zum Glück fahren wir heute noch zu Frau Gampert. Es ist eine gemeinsame Stunde, denn ich finde es wichtig, diese ewigen Diskussionen ganz schnell aus der Welt zu schaffen.

»Ich denke, jetzt bist auch du mal gefordert, Barbara!«, sagt Frau Gampert, und mir fällt ein Stein vom Herzen. »Du bist alt genug, um selbst herauszufinden, wie du diesen Geburtstag gestalten willst.«

Barbara verzieht zwar unwillig das Gesicht, aber für mich ist das eine Absolution. Nicht ich muss die zündende Idee haben, sondern nur entscheiden, ob Barbaras Wünsche machbar sind oder nicht. Und wegen dieser dummen Diskussionen haben wir uns die letzten Vorweihnachtstage zu Hause so vergällt.

Dienstag, 24. Dezember 2002

Barbara

Mein schönstes Weihnachtsgeschenk habe ich bereits heute morgen unter dem Kopfkissen gefunden.

Eine E-Mail von Elmer, in der er mir erklärt, wie er Weihnachten verbringt. Es ist die erste Durchsage von ihm, die ich selbst lese.

Für Barbara
von
Elmer

Liebes Erdenkind Barbara,

ich danke dir!

Du fragst dich, was ich an Weihnachten mache, und ich habe die Chance, dir etwas zu erzählen … in deinem Herzen erzählen wir dir immer Geschichten, doch nur in wenigen Augenblicken wird diesen auch gelauscht.

Doch jetzt, jetzt wirst du zuhören …

Ich bin das, was nicht gesehen wird und immer da ist – und ich bin das, was dich trägt, wenn du stolperst und meinst, du kannst nicht aufstehen …

So wie ein kleines Mädchen, das mit den Sternen redet, mit dem Wind singt und mit dem Regen tanzt – so sind wir verbunden, und je mehr du mit allem redest, desto mehr werden dir die Antworten zuteil – wenn du so schön wie der Wind singst, wird es die Symphonie, die alle Herzen erwärmt, und wenn du so wild wie der Regen tanzt, dann bist du ein Teil des großen Wunders, das euch immer wieder staunen lässt.

Ich werde an Weihnachten dort ein Licht anzünden, wo es vermeintlich dunkel ist, werde dort den Weihnachtsteller füllen, wo kein Plätzchen mehr ist, werde dort ein Spielzeug hinlegen, wo Trauer in den Herzen der Kinder ist und werde dort die Hand halten, wo eine Hand nach einer anderen ausgestreckt wird … Ich werde das geben, was gesucht wird, werde Gläser füllen, Herzenstüren aufmachen und Lachen und Fröhlichkeit über die streuen, die die Hoffnung darauf bereits aufgegeben haben.

Aber, liebes Erdenkind Barbara, dies geschieht nicht nur an Weihnachten – es geschieht das ganze Jahr über, doch manchen wird es erst zu Weihnachten bewusst.

Ich werde auch dir, liebes Erdenkind Barbara, eine Kerze anzünden, sodass sie auf deinem Weg hell scheinen kann … Danke, Ende, Elmer.

Dezember `02

P.S. Bitte für Barbara ausdrucken und ihr unters Kopfkissen legen!

Dienstag, 31. Dezember

Barbara

Die beiden Weihnachtsfeiertage habe ich in der Klinik verbracht. Es war meine vorletzte Chemospritze, und ich habe die Prozedur mit großem Widerwillen über mich ergehen lassen. Natürlich habe ich versucht, mich zu motivieren, daran zu denken, dass damit die letzten, für niemanden außer Elmer mehr sichtbaren Metastasen vernichtet werden und wie sauber, gesund und frisch mein Körper danach auch von innen sein wird.

Nur mit der Aussicht auf meinen bevorstehenden Geburtstag und dem großen Wunsch, an diesem Tag fit zu sein, habe ich es geschafft, meine gute Laune halbwegs aufrecht zu erhalten.

Und heute ist mein Geburtstag. Ich bin jetzt dreizehn Jahre alt, stecke mitten im letzten Chemoblock und freue mich wahnsinnig darüber, dass es mir gut geht. Die Gürtelrose hat meinen Körper zwar geschwächt, aber die Chemo stecke ich zum Glück noch genauso gut weg wie bisher.

Mama guckt ganz erstaunt, weil ich um acht Uhr bereits in der Küche stehe und nach meinem Tablettencocktail verlange. Sonst muss sie mich immer wecken, damit ich meine morgendliche Pillenration nicht verschlafe.

Mama streckt die Arme aus, und ich fliege hinein. Sie drückt mich ganz fest, wiegt sich mit mir hin und her und flüstert mir ins Ohr: »Herzlichen Glückwunsch zum Geburtstag, mein großes Mädchen. Ich wünsche dir Gesundheit, noch mehr Gesundheit und ein ewig langes Leben!«

Ich kämpfe gegen die Tränen. Ich schiebe Mama von mir weg und sehe, dass auch ihre Augen verdächtig feucht schimmern.

»Jetzt aber Schluss mit der Gefühlsduselei!«, versuche ich die Tiefe dieses Moments wegzuwischen. »Wir haben noch viel zu tun, bevor die Großeltern, Papa und Mel kommen!«, scheuche ich Mama zurück zum Kapseln füllen.

»Und du zieh dich an!«, kommandiert Mama in gespielter Strenge. »Dann kannst du den Frühstückstisch decken und Brötchen holen. Zack, zack!«

»Hast du gar kein Herz, Mutter? Sogar an meinem Geburtstag lässt du mich schuften!«, necke ich sie und renne dann kreischend und kichernd aus der Küche, weil sie sich einen Kochlöffel schnappt und mir damit drohend hinterherläuft: »Na warte, wenn ich dich kriege!«

Ab zehn Uhr trudeln langsam meine Gäste ein: Papa, Oma und Opa, Manne und Nana und meine beste Freundin Mel. Es wird ein fröhlicher Geburtstags-Brunch mit viel Gelächter, guten Wünschen und kleinen, sinnigen Geschenken. Am Schluss hält Papa auch noch eine Rede, die mit den Worten beginnt: »Vor sechs Monaten habe ich nicht daran geglaubt, dass wir Barbaras dreizehnten Geburtstag alle gemeinsam so gesund und ausgelassen feiern dürfen!«

Während er in meinem Namen allen Anwesenden, den Ärzten und sogar Elmer für ihren Einsatz rund um meine wundersame und schnelle Genesung dankt, sitze ich grinsend wie ein Honigkuchenpferdchen als Geburtstagskind am Kopfende der »Tafel« und betrachte mir der Reihe nach all meine Lieben. Was würde ich jetzt sagen, wenn ich an Papas Stelle diese Rede halten müsste?

»Der allergrößte Dank gilt meiner Mutter … ich kann keine Worte dafür finden, wie wichtig sie mir geworden ist. Ohne sie ginge es mir heute bestimmt nicht so gut. Überhaupt, liebe Mama, hast du mich in meinem Leben bisher immer unterstützt, auch wenn es mal nicht nach deinem Kopf gegangen ist. Sogar nachts in der Klinik warst du für mich da. Ich hoffe, dass wir uns weiterhin so gut verstehen, denn: Du bist das Wichtigste in meinem Leben!

Ein riesiges Danke gilt natürlich auch meinem lieben Paps, der sich so viele Sorgen um mich gemacht hat und der auch immer für mich da war. Er hat zwar manchmal ein bisschen genervt mit seiner Übervorsichtigkeit, aber ich denke bei so einer verrückten Tochter wie mir ist es rekordverdächtig, wenn einem nicht irgendwann der Kragen platzt!

Wahrscheinlich hab ich dich grade deshalb sooo unendlich lieb, weil du so süß aussiehst mit deinem Bierbauch und weil du so ein starkes Temperament besitzt: Papa, *I love you!*

Noch ein Danke an meine ganze Familie, die mir, aber vor allem auch Mama, beigestanden haben in dieser schweren Zeit:

Meine Oma und mein Opa, die sich um Haus und Garten gekümmert haben, als wir so lange in der Klinik waren.

Nana, die für mich Berge von dreckigen Schlafanzügen gewaschen hat und Manne, der auf Bestellung für uns einkaufen ging.

Magda, meine Tante und Mamas Schwester, die einen Orden beauftragt hat, für mich zu beten und natürlich auch immer für uns da war.

Petra, Mamas beste Freundin, denn sie gehört für mich auch schon zur Familie, weil sie Mamas Seelentrösterin und kompetente Ratgeberin ist.

Mel, meine beste Freundin in Biberach, die mich besucht hat, so oft sie konnte, wenn ich wegen schlechter Leukos nicht unter Menschen durfte.

Und natürlich Elmer, der meine Seele kennt, wie niemand sonst, dem ich keine großen Erklärungen liefern muss, damit er weiß, wie es mir geht.

Elmer, du weißt, ich glaube an Gott, aber noch viel mehr glaube ich an dich! Danke, dass du in mein Leben getreten bist!«

Nach dem Brunch fahren wir im Konvoi mit mehreren Autos nach Ulm. Dort hat Frau Leitner, die in der Klinik den Kurs »Geschirr bemalen« angeboten hatte, ein Geschäft. Zur Erinnerung an diesen besonderen Geburtstag wollen wir gemeinsam Teller bemalen, diese brennen lassen und sie dann an meine Gäste verschenken.

Den Silvesterabend, der gleichzeitig der Abend meines besonderen Geburtstages ist, verbringen wir bei Freunden auf einer Party. Mama hat meine Blutbild-Zettel dabei. Sie hat sie immer mit nach Hause genommen und gesammelt, nachdem die Werte in der Tagesklinik auf Karteikarten übertragen waren. Es ist ein dicker Packen geworden. Um Mitternacht, während über uns der bunte Sternenregen von all den in die Luft geschossenen Raketen hängt, verbrennen wir im Garten unserer Freunde in einer großen Schüssel alle meine Blutbildzettel. Mit diesem Ritual sagen wir dem Krebs »Auf Nimmer Wiedersehen!«

Als ich in dieser Nacht endlich im Bett liege, bin ich sehr glücklich. Es war doch noch ein wunderschöner Geburtstag, den ich nie in meinem Leben vergessen werde.

JANUAR 2003

Donnerstag, 07. Januar 2003

Mama

Seit ihrem Geburtstag schwebt Barbara auf Wolke sieben. Die Krise ist überstanden, sie hat ihre gute Laune wieder gefunden, findet das Leben toll und fühlt sich so stark, dass sie nachts wieder in ihrem eigenen Zimmer schläft.

Wie sehr habe ich mich in letzter Zeit danach gesehnt, mein Bett und mein Schlafzimmer wieder für mich zu haben. Aber jetzt, wo sie weg ist, fehlt sie mir auch. Loslassen ist wirklich schwer!

Heute ist Barbaras letzte Chemo. Sie hat die Nase gestrichen voll. Sie will keine Klinik mehr von innen sehen, besonders nicht stationär. An diesem Morgen kriege ich das Kind kaum aus dem Bett. Nicht einmal das Versprechen, am nächsten Tag auf dem Rückweg vom Krankenhaus bei Wiley's zu essen, kann Barbara motivieren. Letztendlich siegt dann doch ihre Vernunft. Gnädig lässt sie sich nach Ulm fahren.

Am Empfang der Tagesklinik treffen wir Andrea, die Mutter von Helena, dem dreijährigen Mädchen mit dem Neuroblastom. Ich freue mich wahnsinnig, sie zu sehen, denn Andrea war die Mutter, die mich in meinem Weg bestärkt hat, als ich noch ganz unsicher war im Umgang mit meinem krebskranken Kind.

Helenas Heilungschancen standen von Anfang an schlecht, weil ihr Tumor eigene Nervenzellen hat und sich ganz eigenständig fortpflanzen kann.

Ich fand es so erfrischend, wie Andrea mit Helena umging. Oft habe ich die beiden beobachtet. Wenn es Helena besser ging, rollte sie mit ihrem Bobbycar über den Gang von Station 6, während ihre Mama versuchte, den Infusionsständer schiebend, mitzuhalten. Sie lachten viel miteinander, und das fand ich herrlich. Andrea konnte sich bei unseren Rauchpausen auf dem Balkon auch richtig aufregen, wenn Helena an manchen Tagen unausstehlich war. Sie hatte die Größe, mit ihrem schwerkranken Kind ganz natürlich umzugehen, ihr zu zeigen, dass Mama auch an ihre Grenzen stößt. Zwischendurch hat sie ihrer Tochter Dinge erlaubt, die ganz groß auf der Verbotsliste der Ärzte standen.

Ich habe sie lange nicht mehr gesehen und begrüße sie mit einem freudigen: »Wie geht es euch?«

»Es geht zu Ende«, antwortet Andrea, »Helena bekommt nur noch Schmerzmittel.«

Als sie mein betroffenes Gesicht sieht, fährt sie mit einem Lächeln fort: »Aber weißt du, worüber ich froh bin? Wir haben diesen Sommer mit Helena richtig genossen. Wir haben alles gemacht, woran sie Spaß hat und wir behalten ein glückliches Kind in Erinnerung.«

Selten in meinem Leben war ich so sprachlos wie in diesem Moment. Nicht aus Trauer, sondern aus Hochachtung vor dieser Mutter. Genau da könnte ich heute auch stehen. Sie musste den Weg zu Ende gehen, für den ich mich gleich nach Barbaras Diagnose versucht habe, zu wappnen. Mithilfe von Frau Gampert und Elmer. Woher Andrea wohl ihre Kraft nimmt?

Leider bleibt nicht die Zeit für ein ausführliches Gespräch. Andrea will nur Unterlagen abholen, denn Helena liegt zur Schmerzmitteleinstellung in einer anderen Klinik.

Zum Abschied umarme ich sie und wünsche ihr Kraft.

Während ich ihr nachsehe, wie sie davoneilt, schiebt sich eine warme Hand in meine. Es ist Barbara, die Helena nur aus meinen Erzählungen kennt und unser Gespräch natürlich mitgehört hat. Langsam gehen wir durch den langen Glasgang, der die Tagesklinik mit Station 6 verbindet, wo Barbara heute ihre allerletzte intravenöse Chemo bekommen soll.

Gedanklich bin ich immer noch bei Andrea und ihrer kleinen Tochter, als Barbara sagt: »Weißt du, ich glaube, Andrea ist bereit, Helena gehen zu lassen, weil sie weiß, dass ihre Schmerzen dann zu Ende sind. Und das wird Helena helfen.«

Ich kann nichts anderes tun, als Babsis Hand fest zu drücken. Mehr muss darüber nicht gesagt werden. Wir verstehen uns auch ohne Worte.

Nach dieser Begegnung hat Barbara ihre letzte Chemo ohne weiteres Murren, Jammern und Maulen hinter sich gebracht.

Vielleicht hat Elmer diese Begegnung arrangiert, um Barbara an ihr Glück zu erinnern, das sie nicht als selbstverständlich hinnehmen darf.

Donnerstag, 16. Januar 2003

Barbara

Wir müssen in die Klinik, um die Termine für die großen Nachuntersuchungen zu vereinbaren. Ultraschall, Kernspintomographie, PET, EKG. Mama macht die Termine aus, und ich sehe gelangweilt aus dem Fenster. Bis ich »Knochenmarkspunktion« höre. Oh nein! Nicht schon wieder, stöhne ich leise. »Ambulant am 22. Januar«, informiert uns Dr. Stahnke sachlich.

Ich will da nicht hin!

Montag, 20. Januar 2003

Barbara

Heute ist mein Vorstellungstermin in der Radiologie.

Der Professor studiert die Untersuchungsergebnisse in meiner Krankenakte und meint dann: »Von mir aus musst du nicht mehr bestrahlt werden.« Es dauert ein paar Sekunden, bis ich diesen Satz verarbeitet habe. Aber dann jauchze ich los: »Das ist ja fantastisch!«

Ich bin mit der Einstellung hierher gekommen, diese Bestrahlungen so schnell wie möglich hinter mich zu bringen. Seit der letzten Chemo will ich nichts mehr, als zurück ins Internat und zurück in mein normales Leben. Dieser Wunsch scheint nun schneller in Erfüllung zu gehen, als ich dachte.

Mama freut sich nicht mit mir, sie wirkt verwirrt. »Natürlich würde es uns sehr freuen, wenn Barbara keine Bestrahlungen mehr braucht, aber was ist, wenn die Metastasen dann wiederkommen?«, fragt sie vorsichtig.

Der Radiologe erklärt seine Entscheidung so: »Wenn man bestrahlt, wo nichts mehr ist, hat man sein Pulver bereits verschossen, wenn in einem halben Jahr neue Metastasen auftreten.«

Das leuchtet auch Mama ein.

Von der Radiologie fahren wir in die Tagesklinik. Ich bin völllig durchgeknallt vor Freude. Deshalb reiße ich die Tür auf und brülle über den Gang: »Ich muss nicht bestrahlt werden! Stellt euch vor, ich brauche keine Bestrahlungen mehr!«

Aber statt der freudigen Gesichter und der Glückwünsche, die ich mir erhofft hatte, ernte ich nur Kopfschütteln und missbilligende Blicke von den diensthabenden Ärzten.

»Nach langjährigen Erfahrungen in der Behandlung von Morbus Hodgkin wissen wir, dass eine Strahlentherapie in den meisten Fällen erforderlich ist. Früher haben wir mit relativ hohen Dosen bestrahlt, die auch Langzeitnebenwirkungen hatten. Inzwischen können wir die Bestrahlungen in wesentlich geringerer Dosis durchführen. Bei einigen ganz wenigen Patienten kann auf eine Strahlentherapie ganz verzichtet werden, dies scheint mir bei Barbara allerdings nicht der Fall zu sein«, erklärt uns Professor Debatin, zu dem man uns letztendlich schickt.

»Wir können sie natürlich nicht zu einer Bestrahlung zwingen. Ich rate aber dringend dazu, diese Therapie durchzuführen. Auf Strahlentherapie kann überhaupt nur in einem frühen Stadium des Morbus Hodgkin sowie bei einer frühen kompletten Rückbildung aller betroffenen Regionen verzichtet werden. Wir haben im Übrigen noch keine Langzeiterfahrung ohne Bestrahlung.«

Hoffentlich lässt sie sich nicht von ihm beeindrucken!

Die unterschiedlichen Meinungen zweier Kapazitäten verunsichern mich total. Schließlich mussten Klaus und ich bereits in den ersten Wochen nach der Diagnose eine Einverständniserklärung für die Strahlentherapie unterschreiben, in der zu lesen war, dass diese auch Krebs verursachen kann. Wir bekämpfen Krebs mit einer krebserregenden Therapie. Was ist das nur für ein blödes Spiel, das man hier mit uns treibt?

Um die Unsicherheiten zu klären, schlägt Professor Debatin vor, die Situation mit den Kollegen der Studienzentrale Leipzig zu diskutieren. In Situationen, in denen keine eindeutige Klarheit über die Fortsetzung der Therapie besteht, sei es ohnehin üblich, sich mit einem Gremium von Onkologen zu beraten. Er werde das Für und Wider der Strahlentherapie mit den Kollegen besprechen. Damit müssen wir uns momentan zufrieden geben.

FEBRUAR 2003

Montag, 17. Februar 2003

Barbara

Immer noch keine Entscheidung aus der Konferenz mit dem Leipziger Gremium. Jetzt hängen wir schon einen Monat in der Luft.

Anfangs war ich so froh, als der Radiologe sagte, ich muss nicht bestrahlt werden. Drei Tage habe ich in dem Glauben gelebt, dieser Kelch würde an mir vorübergehen. Ich wollte lieber heute als morgen zurück ins Internat. Aber das Drängen der Klinikärzte auf Bestrahlung hat mich dann doch verunsichert. Alle haben über meinen Kopf hinweg nur mit Mama diskutiert. Das war so ätzend. Niemand schien sich dafür zu interessieren, wie es mir geht oder was ich will.

Nur Mama hat mich nach meiner Meinung gefragt. Sie gab mir den Rat, in mich zu gehen, so wie wir das während der Chemo immer gemacht haben. Wenn ich das Gefühl hatte, es geht mir gut genug, um ins Kino, Kaufhaus oder zu einer Veranstaltung zu gehen, dann haben wir das getan.

»Ich werde deine Entscheidung respektieren, wie auch immer sie ausfällt, Barbara«, hat sie mir versprochen.

»Dann will ich nicht bestrahlt werden«, brach es wie aus der Pistole geschossen aus mir hervor.

Aber je länger ich darüber nachdachte, desto unsicherer wurde ich.

Und wenn da doch noch etwas im Hintergrund lauert? Tief versteckt in meinem Körper an einer Stelle, die von den medizinischen Apparaturen und Mikroskopen nicht erfassbar ist? So wie es Elmer angedeutet hat. Dann wäre es besser, ich würde meine Ungeduld zähmen und zwei weitere Wochen durchhalten. Was sind schon vierzehn Tage, wenn es um mein Leben geht?

Nach drei Tagen erkläre ich Mama, dass ich bestrahlt werden will.

Eine Woche später bin ich bei Frau Gampert. Natürlich erzähle ich ihr von meinem Zwiespalt und sie bittet mich, tief in mich hineinzufühlen. Ich fühle nur den Widerwillen, mich weiter mit dieser Krankheit zu befassen.

Also eröffne ich Mama nach der Sitzung, dass ich mich nicht bestrahlen lassen will.

Mama explodiert: »Jetzt entscheide dich endlich, und komm mir nicht jeden Tag anders!«

Stellt sich jetzt auch noch meine Mutter gegen mich? Ich brach in Tränen aus.

Wir waren beide völlig durcheinander und kamen auf keinen grünen Zweig. Auch das Expertengremium aus Erfurt ließ sich Zeit mit der Entscheidung. Inzwischen hocke ich zu Hause herum und langweile mich.

Das einzige Highlight in dieser Zeit war ein Anruf von Sunshine Kids: Das ZDF will für die Kindersendung »Logo« einen Beitrag über mich drehen.

Bei uns brach Hektik aus, denn die Redakteurin ließ uns eine Menge organisieren. Sie wollte in der Klinik drehen, in dem Haarsalon, in dem ich mir die Glatze schneiden ließ, eine Szene mit meiner Freundin Mel und natürlich alles Mögliche mit Mama und mir.

Es war eine äußerst willkommene Abwechslung für uns, auch wenn das Filmteam am vierten Februar kam. Es war der Tag, an dem bei uns am Nachmittag plötzlich und unerwartet das totale Schneechaos ausbrach. Wir blieben im Schnee auf den Hügeln Biberachs stecken, haben uns verirrt und verfahren. Trotzdem waren alle gut gelaunt, und mir hat es großen Spaß gemacht, mal wieder im Mittelpunkt zu stehen.

Donnerstag, 20. Februar, 2003

Mama

So geht das nicht weiter! Ich habe Barbara überfordert, indem ich ihr die Entscheidung über die Bestrahlung überlassen habe. Eigentlich wollte ich ihr nur das Gefühl geben, Herr über ihren eigenen Körper zu sein. Und ich habe gehofft, dass sie sich dafür entscheidet. Ihre Schwankungen je nach Tagesverfassung zermürben uns beide, sind aber auch absolut nachvollziehbar für mich.

Sie ist genervt und will nur noch abschließen mit diesem schrecklichen Lebensabschnitt. Wie können wir ein Urteil fällen, wenn sich sogar die Experten darüber streiten?

Deshalb sitze ich jetzt an meinem Computer und schreibe eine E-Mail:

Liebe Gabriela,

ich hoffe, Ihr neues Jahr hat gut angefangen. Bei uns geht es nun, nachdem am 07. Januar die letzte Chemotherapie überstanden war, stetig bergauf. Allerdings stehen noch Bestrahlungen an, über die sich die Ärzte nicht ganz einig sind.

Bei den letzten Untersuchungen hat man bei Barbara noch einen kleinen Schatten an der rechten Lungenbasis gefunden, und das hat Barbara wieder leicht verunsichert. Sicherheitshalber will sie jetzt doch bestrahlt werden.

Parallel zu unserer seelisch-geistigen Arbeit, die meiner Meinung nach Wesentliches zur Heilung beiträgt, will ich die Bestrahlung auch alternativ-medizinisch begleiten lassen und wollte diesbezüglich Elmer fragen, an wen wir uns wenden können. Zur Auswahl stehen verschiedene Therapeuten.

Da Barbara und ich sehr großes Vertrauen in Ihre Arbeit sowie in Elmers Durchsagen und Hilfe haben, möchte ich Sie bitten, ihn in dieser Angelegenheit zu befragen.

Kaum habe ich die E-Mail abgeschickt, läutet das Telefon. Es ist die Klinik, das Kollegium in Leipzig hat den Vorschlag der Ulmer Kinderklinik zur Strahlentherapie bestätigt. Barbara soll also bestrahlt werden. Aber statt der anberaumten fünfzehn nur noch elf Tage.

Als ich Barbara die Nachricht überbringe, zuckt sie nur mit den Schultern: »Hauptsache, es geht bald los, damit ich es hinter mich bringe!«

»Ich habe gerade die E-Mail für Elmer weggeschickt – soll ich die Anfrage rückgängig machen?«, frage ich meine Tochter.

Babsi überlegt nur kurz: »Nein, ich will wissen, was er sagt. Und bis dahin richten wir uns nach der Klinik.«

So, wie sie es sagt, brauche ich nicht zu fragen, was passiert, wenn Elmer gegen die Bestrahlung ist.

Montag, 24. Februar 2003

Barbara

Die E-Mail von Elmer ist da. Sie ist kurz und auch für mich klar verständlich:

Ist eine Bestrahlung nötig – muss das sein?
Ja, es sollte gemacht werden, wenngleich die Dosis schon sehr heruntergefahren werden kann. Es wurde für das liebe Erdenkind Barbara schon einmal aufgezeigt, dass diese Gewebebereiche noch nicht »rein« sind.

Auch wenn das liebe Erdenkind Barbara schon weitgehend aus dem Gefahrenbereich ist, gibt es Stellen, bei denen Wucherungen noch möglich sind, und daher sollte diese Bestrahlung auch noch in Angriff genommen werden.

Auch darf hier bemerkt werden, dass eine weitere Bestrahlung nicht mehr zerstört – eher bereinigt, um neu aufzubauen. Gewebebereiche sind stabil, doch nicht so stabil, dass es auch ohne Bestrahlung geht. Dieser Schritt sollte also unternommen werden! Er wird, so wie es sich jetzt zeigt, auch der letzte dieser Art sein.

Welcher Arzt soll Barbara während der Bestrahlung homöopathisch begleiten?
Die erwähnten Ärzte sind ausnahmslos alle gut, denn sie arbeiten auch im Hinblick auf die seelische Belastung, wenngleich jeder dabei seine ihm eigene Art hervorbringt. Alle sind einfühlsam und auch darauf bedacht, die Belastung gering zu halten – wenngleich die Vorgehensweisen sich unterschiedlich darstellen.

Das liebe Erdenkind Barbara sollte Folgendes machen: Die angegebenen Ärzte sollten jeweils auf einen Zettel geschrieben werden, dann müssen die Zettel umgedreht, gemischt und dem lieben Erdenkind Barbara vorgelegt werden. Sie sollte ihre Hand jeweils auf einen Zettel legen, die Schwingung aufnehmen, und sie weiß dann sofort, bei welchem Zettel sie die meiste Zuwendung und auch Wärme spürt. Danach soll sie entscheiden.

Es geht hier darum, dass die Schwingungen von dem lieben Erdenkind mit dem Arzt (als Person – nicht als Arzt!) übereinstimmen sollen – dies ist auch eine sehr gute Gelegenheit, dem lieben Erdenkind Barbara ihre Intuition aufzuzeigen, die eine sehr, sehr schöne und gute ist. Dahinter steht auch: Wenn sie sich selbst entscheidet, dass all ihre Energien auch dahin fließen, sich selbst zu »heilen« – ein Vorgang der auf der rein intuitiven Ebene in Gang gesetzt werden soll. Danke, Elmer.

Jetzt bin ich doch sehr froh, dass Elmer auch für die Bestrahlung ist. In den Tagen, die wir auf seine Antwort gewartet haben, hatte ich richtig Angst vor der Auseinandersetzung mit den Ärzten, falls er dagegen gewesen wäre.

Donnerstag, 27. Februar 2003

Barbara

Heute, endlich, haben wir einen Termin in der Radiologie zum »Ausmessen«.

Der Professor erklärt uns, dass »mit äußerster Präzision nur dort bestrahlt wird, wo auch Tumore waren«. Sie müssen eine Schablone von meinem Körper anfertigen, um davon dann strahlenundurchlässige Metallplatten zuschneiden zu können.

Dieser Tag ist einer meiner schlimmsten bei Untersuchungen. Das gesamte Team fällt über mich her. Zumindest kommt es mir schnell so vor. Zuerst wird eine Gipsmaske für meinen Kopf angefertigt. Wie die Maske beim Fechten, nur mit größeren Löchern drin. Die wird angepasst und dann werde ich mit dieser Maske an ein Liegebrett festgeschnallt. Ich kann mich nicht mehr rühren. Wie in der Folterkammer komme ich mir vor. Eine Wölbung im Nacken drückt wie Sau. Dann werde ich ausgemessen. Ich habe Angst vor der Tätowierung. Mit einer Nadel mit Tinte wird ein Punkt in die Haut gestochen, der nie wieder weg geht – außer man lässt ihn weglasern. Das haben sie mir aber erst erzählt, als ich schon völlig hilflos und festgeschnallt dalag. Mein Nacken tut weh, und ich werde immer wütender. Irgendwann fange ich an zu heulen.

Hey, Elmer, warum tust du mir das an?

Ich kann nicht mehr und will mit niemandem mehr reden. Immer wieder wird mir versichert: »Gleich sind wir fertig.« Aber es dauert und dauert.

Der Bestrahlungsapparat über mir sieht aus wie ein überdimensionaler Kernspind. Wie ein großes, unheilvolles UFO hängt er während der ganzen Prozedur über mir. Die Metallplatten, die da von mir angefertigt werden, dienen dem Schutz meiner gesunden Körperteile, erklärt mir der Professor. Das macht die Sache für mich auch nicht leichter.

Endlich, nach zweieinhalb Stunden darf ich raus aus dieser Folterkammer. Ich bin stinkwütend und heule frustriert vor mich hin. Am liebsten würde ich jeden dieser blöden Weißkittel verprügeln.

Ich bin auch sauer auf Elmer und enttäuscht. Er hat doch bestimmt gewusst, dass diese Bestrahlung mit Quälerei verbunden ist. Warum hast du mir nur dazu geraten, zürne ich.

Aber nach etwa einer Stunde bitte ich ihn um Verzeihung. Denn was sind schon so ein paar lächerliche kurzfristige Qualen im Gegensatz zu einem neuen Krankheitsausbruch?

MÄRZ 2003

Donnerstag, 06. März 2003

Barbara

Heute Morgen ist mein erster Bestrahlungstermin.

Und am Abend gehe ich mit Mama zu einem Casting.

Mama

In Bad Schussenried wird es im Juni eine Landesausstellung für 200 Jahre Säkularisation geben. 1803 wurden viele Klöster als Gegenleistung für die Landbesetzungen durch Napoleon dem Adel übergeben, der Kirche quasi weggenommen.

Auch das Kloster Schussenried wurde säkularisiert. Anlässlich dieser historischen Begebenheit hat man ein Stück von damals ausgegraben und von einem Drehbuchautor in eine Boulevard-Komödie umschreiben lassen. Unter dem Titel »1803: Herrschaftszeiten« soll das Stück nun von Profis und Laien aufgeführt werden.

Für Barbara und mich ist das eine Riesengeschichte: Unter einer professionellen Regisseurin vom Staatstheater Stuttgart spielen und lernen zu dürfen.

Endlich könnten wir all das anwenden, was wir in meinem Schauspielkurs in den letzten drei Monaten gelernt haben. Es ist zwar Barbaras erster Bestrahlungstag, aber natürlich will sie mit da hin.

Die Bestrahlung am Vormittag dauert nur zehn Minuten. Ich habe Angst vor diesem Termin und bin immer noch sauer auf alle. Ich muss den Oberkörper frei machen und werde mit der Maske wieder auf dieser unbequemen, harten Liege festgeschnallt, damit ich mich nicht bewegen kann. Das UFO über mir dreht sich beim »Vermessen«. Sie haben mir erklärt, dass jede Stelle nur vier bis fünf Sekunden bestrahlt wird. Außerdem schärfen sie mir ein: Augen unbedingt zu lassen, da man von Strahlung erblinden kann. Während der ganzen Bestrahlungsdauer halte ich meine Augen voll panisch zugekniffen. Bei jedem Kurzstrahl, den der Apparat aussendet, stößt er gleichzeitig ein extrem lautes Warnsignal aus.

Erleichtert falle ich Mama in die Arme, als ich es hinter mir habe. »Die verbleibenden zehn Tage stecke ich locker weg«, versichere ich ihr. Alles erscheint so harmlos, es stinkt nicht und man spürt nicht einmal Wärme. Mama antwortet: »Wie bei Chernobyl. Man kriegt nicht mit, welch massiver Schädigung man gerade ausgesetzt ist.«

So etwas will ich jetzt nicht hören. Ich freue mich wahnsinnig auf das Casting heute abend.

Es ist ein offenes Casting für Halbprofis und Laien. Zu welcher Gruppe sollen wir uns eigentlich zählen? Egal. Wir stehen alle gemeinsam auf der Bühne und sollen improvisieren. Situationen, die uns die Regisseurin vorgibt. Streiten, Bus fahren, einem imaginären Schmetterling nachjagen.

Und urplötzlich geht es mir schlecht. Ich werde immer langsamer in meinen Bewegungen und auch im Umsetzen der vorgegebenen Übungen. Mama merkt sofort, dass mit mir etwas nicht stimmt. Sie kommt zu mir und flüstert: »Was ist mit dir?«

»Mir ist total schlecht, und ich habe irre Kopfschmerzen. Ich muss mich hinsetzen.«

Beim Zusehen ärgere ich mich. Warum muss es mir gerade jetzt schlecht gehen?

Die Regisseurin wird mich nicht nehmen, weil ich hier schlapp mache. Die Chemo habe ich weggesteckt wie nix, und jetzt kapituliert mein Körper bei dieser blöden Bestrahlung? Ich kann es nicht fassen und will es nicht wahrhaben. Aber wie ich auch versuche, mich zu motivieren, es geht nicht. Mir ist kotzübel.

Auf der Heimfahrt bin ich total traurig. »Ich werde nicht mitmachen dürfen, weil ich mitten im Casting abgebrochen habe«, beklage ich mein Pech. Wieder einmal hat mir die Krankheit Knüppel zwischen die Beine geworfen und behindert mich in der Verwirklichung meines großen Traumes: Endlich eine Chance zu bekommen und auf einer großen Bühne zu stehen.

Freitag, 07. März 2003

Mama

Barbara hat sich umsonst gegrämt. Denn heute Nachmittag kam der erlösende Anruf von Tine, der Regisseurin. Sie will uns beide in ihrem Theaterstück dabei haben!

»Es kommen harte Probezeiten auf Euch zu, Premiere ist zu Pfingsten. Das heißt, wir haben acht Wochen, um alles auf die Beine zu stellen«, warnt sie uns.

Ich knalle den Telefonhörer auf und stimme in Barbaras Freudengeheul ein.

Mittwoch, 20. März 2003

Mama

So schlecht wie am ersten Bestrahlungstag ging es Barbara danach nicht mehr. Die weitere Behandlung hat sie ganz gut vertragen. Aber sie hat sich vollkommen unberechenbar einmal am Tag erbrochen. Es war wie ein Ritual. Wir waren das nicht mehr gewohnt, aber es war auch nicht so schlimm. Das Spucken war nicht mit Übelkeit verbunden. Sie konnte mitten beim Essen aufstehen, spucken gehen und weiteressen.

Heute ist Barbaras letzter Bestrahlungstag und mein Geburtstag. Wir treffen die gesamte Verwandtschaft und Freunde heute Mittag bei Wiley's zum Feiern.

NACHWORT VON MAMA

Mittwoch, den 02. April hatten wir noch einmal einen großen Termin in der Tagesklinik. Hugo Hickman wurde entfernt.

Die Zeit danach war geprägt von Proben und Diskussionen, weil Barbara unbedingt wieder ins Internat wollte, aber auch die Theaterproben nicht versäumen wollte. Ich war nicht gewillt, sie täglich in die Schule und wieder zurück zu fahren. Es war an der Zeit für mich, wieder voll zu arbeiten. Langsam kam bei mir existenzielle Panik auf. Außerdem verstärkte sich bei mir das Gefühl, Barbara glaubt, es würde jetzt immer so weitergehen: Sie schnippt mit den Fingern, und ich mache alles möglich. Theater spielen, Internat und Mama als Chauffeur. Meine Tochter, der Tyrann: Ihr habt zu tun, was ich wünsche, sonst werde ich wieder krank.

Natürlich war ihr tagsüber langweilig, denn die Proben fanden immer abends statt. Ich stand wieder mal an der Grenze meiner Belastbarkeit.

Nach den Osterferien, am Montag, den 05. Mai, ging Barbara voller Freude zurück ins Internat

Bis zum Ende des Schuljahres stellte sie jedoch fest, das sie ihr Heimweh nicht in den Griff bekommt.

Deshalb geht sie seit September 2003 wieder in Biberach zur Schule und ist zum rotzfrechen Teenager mutiert.

Ich habe nach unserer glorreichen Bühnenerfahrung und all dem Spaß, den wir in dieser Zeit hatten, eine neue Praxis für Osteopathie und ganzheitliche Therapie eröffnet, in der ich wieder mehr bewegungsorientiert arbeite.

Die regelmäßigen Kontroll-Untersuchungen alle sechs Wochen sind nicht angstbesetzt. Sie geben uns das gute Gefühl, dass schnell reagiert werden kann, falls die Ärzte wieder etwas finden sollten.

Barbara ist bisher ohne Befund. Von Heilung sprechen die Ärzte jedoch erst, wenn die magische Fünf-Jahres-Grenze überschritten ist.

Biberach, im Juni 2004 *Claudia Dussler*

Barbaras Gesundheitskuchen

Was ihr jetzt lest, müsst ihr nicht glauben! Es sind meine Glaubenssätze und ihr seid nicht verpflichtet, sie zu übernehmen.

Aber ich werde so oft gefragt: »Krebs? Wie hast du das nur überwunden???«

Es gibt kein Patentrezept, aber hier sind die Dinge, die ich dafür gebraucht habe:

Der »Gesundheitskuchen«

Man nehme:
1 oder auch mehrere Esslöffel voll Glauben an sich selbst
1 Teelöffel Galgenhumor
1 Schüssel voll »wahrer Lebensfreude«
1 Prise Egoismus
1 Prise Trotz
Das ganze vermische man mit ganz viel Liebe und knete es so lange, wie man meint, es kneten zu müssen!
Fertig!

Aber ich glaube nicht, dass das schon alles war! ICH glaube daran, dass jeder irgendwo für seine Krankheit selbst verantwortlich ist, sie selbst auslöst. Das hat nichts mit irgendeiner Schuld zu tun, doch ich glaube, dass jeder Mensch auf Erden, der so eine Krankheit bekommt auch geistig total traurig ist oder Probleme hat.

Beispiel: Das ewige Verdrängen von Gefühlen. Irgendwann kann der Geist nichts mehr hinunterschlucken und lässt alles am Körper aus! Manche, die das jetzt lesen, werden sicher denken: Sag mal, spinnt die? Es will doch niemand mit Absicht sterben!

Ich kann mich natürlich nicht in andere hineindenken und sagen, ob sie sterben wollen oder nicht, aber soll ich ehrlich sein? Als es mir so dreckig ging, als ich im Endstadium von Morbus Hodgkin in der Klinik lag, da wollte ich manchmal sterben. Ich hatte keine Lebenslust mehr und war total fertig. Nicht nur wegen der Krankheit, sondern weil ich keine Lust hatte, mich weiter zu verstellen. Gleichzeitig habe ich aber geglaubt, dass ich nur so liebenswert sei. Auch heute habe ich noch ein bisschen das Problem, ich selbst zu sein und muss ständig an mir arbeiten.

Doch irgendwann habe ich angefangen, dem Krebs den Weg zu versperren. Habe angefangen, dass Leben wieder zu lieben! Und ich bin heute unglaublich froh, dass ich mir noch eine Chance gegeben habe, das Leben von Neuem kennen zu lernen!

Biberach, im Juni 2004

Barbara Dussler

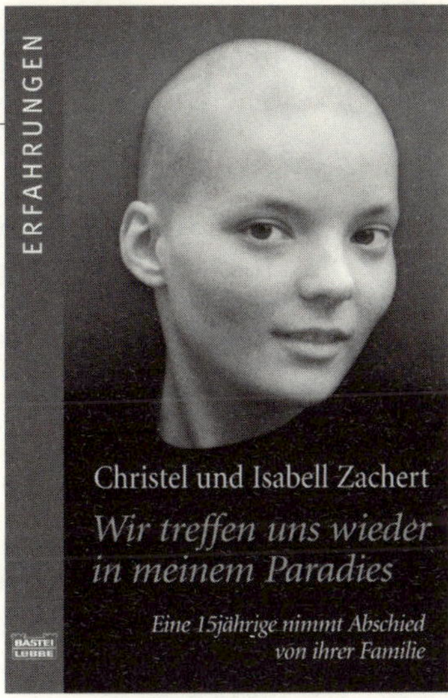

Isabell ist gerade 15 Jahre alt, als sie die grausame Diagnose erfährt, die für sie das Todesurteil bedeutet: Krebs. Ihr Leben ändert sich radikal, und der Wettlauf mit dem Schicksal beginnt. Mit beispielloser Energie, mit Mut, Kraft und Liebe kämpfen ihre Familie und Freunde um ihr Leben.
Durch die Krankheit reift Isabell zu einer außergewöhnlichen Persönlichkeit heran, wächst über sich hinaus und hat trotz des Leids, das sie immer wieder erfahren muss, nicht zuletzt durch ihren Glauben genug Kraft, ihr Leben positiv zu sehen, und die Hoffnung, dass sie diese schwere Prüfung überstehen wird.

Mit zahlreichen Abbildungen

ISBN 3-404-61351-1

BASTEI LÜBBE

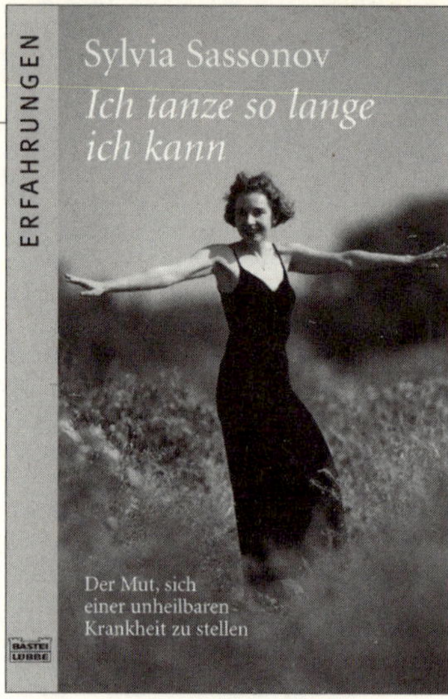

Diagnose: Unheilbar – Therapie: Weiterleben!

Die Diagnose »Multiple Sklerose« warf das erfolgreiche Model Sylvia Sassonov völlig aus der Bahn. Von einem Tag auf den anderen platzten alle Lebensträume. Doch nach einer Odyssee durch Arztpraxen und Krankenhäuser setzte sie sich mit den psychischen Faktoren dieser heimtückischen Krankheit auseinander und stellte sich der größten Herausforderung ihres Lebens: Mut und Zuversicht angesichts scheinbar unentrinnbarer Hoffnungslosigkeit zu finden.

ISBN 3-404-61545-X

BASTEI LÜBBE